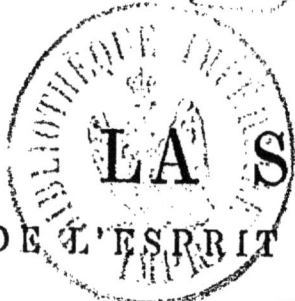
LA SANTÉ

DE L'ESPRIT ET DU CORPS

PAR

LA GYMNASTIQUE

Coulommiers. — Typographie A. MOUSSIN.

LA SANTÉ
DE L'ESPRIT ET DU CORPS

PAR

LA GYMNASTIQUE

ÉTUDE SUR LES EXERCICES DU CORPS
DEPUIS LES TEMPS LES PLUS RECULÉS JUSQU'A NOS JOURS, LEURS
PROGRÈS, LEURS EFFETS MERVEILLEUX, LEURS
DIVERSES APPLICATIONS ET LEUR COMBINAISON AVEC L'HYDROTÉRAPIE

PAR

Eugène PAZ

Mens sana in corpore sano.

PARIS
LIBRAIRIE DU PETIT JOURNAL
21, BOULEVARD MONTMARTRE, 21

1865

A M. PAUL FÉVAL

Mon cher Maître,

Vous dédier un *Traité de Gymnastique*, à vous le plus fécond et le plus attrayant des romanciers, me paraîtrait chose presque téméraire, si je ne me rappelais l'intérêt que cette science, toute d'action, vous a toujours inspiré.

Je vous ai vu à l'œuvre; nous avons, maintes fois, voltigé de concert à travers cordes et trapèzes, et dans les quelques causeries, trop courtes à mon gré, qui suivaient les leçons prises en commun, j'ai pu apprécier avec quelle rare justesse de vue vous aviez saisi la portée et l'utilité des exercices du corps, leur favorable influence sur la santé, et leur effet salutaire sur l'équilibre des facultés physiques et intellectuelles.

Vous êtes homme de pensée et homme d'action; laissez-moi mettre sous ce double patronage ce modeste livre, qui n'a d'autre prétention que de démontrer et de répandre les bienfaits d'une science vieille comme le monde et appelée à rendre les plus grands services à l'humanité.

Je suis, de tout mon cœur,

votre ami dévoué,

EUGÈNE PAZ.

Mon Cher Paz.

Non-seulement je ne trouve pas mauvais que vous m'ayez dédié votre excellent livre sur la Gymnastique, mais je vous en remercie très-vivement, et il me semble que j'y avais bien quelques droits.

Je ne suis qu'un romancier, c'est vrai, mais il y a romans et romans. Dans les miens, on parle de toutes choses, science, morale, philosophie, sans jamais perdre de vue la grave question de savoir si Eudoxie épousera Théodore. Mon opinion personnelle est qu'on peut dire des vérités utiles dans les romans comme ailleurs. Bien plus : je crois que le roman est une des chaires les plus puissantes et les mieux entourées de ces temps-ci, et ce n'est pas sans pitié que je vois parfois l'usage obscène auquel la cupidité de certains éditeurs, et la complaisance de certains écrivains, abaissent cet instrument admirable.

J'ai parlé Gymnastique souvent et abondamment dans mes livres. Mon plus récent ouvrage, *Cœur d'acier*, (seconde série des *Habits noirs*,) contient un chapitre entier qui met en scène dramatiquement l'effort intelligent (la Gymnastique, par conséquent,) dont est susceptible un blessé sur son lit de douleur. Pour moi, tout effort raisonné et systématiquement répété ou accru, est Gymnastique. En dehors de mes livres, j'ai écrit des articles spéciaux ayant du moins le mérite de l'étude et le prix de la bonne foi, qui traitent des merveilleux résultats obtenus par l'art d'exercer le corps.

Une fois, c'était je crois en 1854, après un de ces articles publiés par *la Patrie*, cette immense cathédrale dédiée à Minerve Hygiœa, l'ancien gymnase Triat se trouva tout à coup trop étroit pendant six mois. Il avait suffi, pour emplir l'énorme vaisseau, de dire au Parisien harrassé de paresse physique : Ici est le Mouvement, père de la Santé.

La santé, cet idéal de tous les combattants de notre grande lutte sociale! La santé, qui aide à vaincre et qui permet de profiter de la victoire!

Il y a la légende de la maladie parisienne, quelque chose qui ressemble à l'histoire du roi Midas. Paris se la raconte à lui-même en riant et en frémissant.

C'est un homme jeune encore et qui a, comme le roi
de Phrygie, le don de changer tout en or. On ne lui
connaît pas d'oreilles d'ânes. Il est riche, très-riche,
horriblement riche. Il dépense vingt-quatre heures
par jour à gagner de l'argent. Il a cent fois plus d'argent que Midas, mille fois, cent mille fois. S'il vou-
lait, il achèterait pour lui seul tout le bon vin qui
est dans Paris, et toute la bonne chère, tout l'art
et toute la poésie, toutes les fleurs et tous les sou-
rires. Il a de quoi produire dans Paris la famine de
tout ce qui est agréable au goût, cher à l'esprit,
doux au cœur. Il pourrait, cet homme, gaspiller dans
son orgie solitaire, en une nuit, toute la gourmandise,
toute l'ivresse, tout le luxe, tout l'amour que
la grande ville emmagasine pour deux millions
d'âmes !

Seulement, il lui est défendu de manger, de boire,
de dormir, de marcher, de regarder, de penser et
d'aimer.

Il a le mal des vainqueurs. Son or lui a coûté sa
vie. Tout son or, amoncelé en tas et haut comme
une tour, ne saurait payer la saveur bénite que l'appétit donne à la croûte de pain, dévorée par le men-
diant de la rue.

Apollon, le Dieu des belles choses, existe encore

1.

puisqu'il se venge toujours. Apollon a dit à cet
homme : Tu auras tout et tu n'useras de rien. Ton
existence, effrayante ironie, instruira le monde, si
le monde peut être instruit. Tu gagneras de l'argent,
ce qui est ta passion, ta folie; tu gagneras plus
d'argent qu'il n'en faudrait à toute une tribu, mais
l'argent ne pourra te procurer que de l'argent. Je
t'arrache le cœur.

Et Paris, voyant passer ce vivant cadavre dans la
moquerie de son char triomphal, Paris réfléchit
pendant une minute, ce qui est considérable; il ap-
prouve les sévérités d'Apollon, parce que l'avarice est
en soi une chose ignoble et odieuse; puis il va à son
affaire, qui est de gagner de l'argent aussi, du plaisir ou de la gloire.

Et il ne songe pas, Paris, que cette histoire est
un peu la sienne propre. Je mettrais bien au défi le
vieil Apollon de lui arracher ce cœur qui est l'orgueil
du monde, mais un malfaisant démon : sa mollesse,
lui a pris par lambeaux sa gaieté avec sa santé.

Quiconque promènera autour de soi un regard at-
tentif verra ceci dans Paris invariablement : Le jeune
homme s'élance dans la lice ardent, mais pauvre;
l'homme fait sort de l'arène (et je ne parle ici que des
heureux) riche, mais désenchanté.

C'est toujours, avec la vérité mise à la place de l'exagération, la fable de Midas.

Ces pauvres vainqueurs, en conquérant la fortune, ont oublié de se conserver eux-mêmes !

Ils ont laissé leur personne physique s'atrophier ou s'alourdir. Leurs pieds sont maladroits, leurs mains sont lâches, leurs yeux sont myopes ; leur estomac quinteux se fâche sept fois par semaine, la migraine a pris possession de leur crâne et devant eux marche cette suprême injure de l'immobilité parisienne, ce produit de la petite voiture et de l'omnibus, cette honte, cet opprobre impossible à dissimuler : le ventre.

Un très-spirituel écrivain, qui porte jupons, par hasard, a coutume de faire cette question quand on lui raconte un malheur de ménage : Le mari a-t-il du ventre ?

La Gymnastique, mon cher Paz, telle que vous vous proposez de la mettre en pratique dans votre grand Gymnase de la rue des Martyrs, est le meilleur de tous les remèdes pour la maladie parisienne. Elle supprime la cause même du mal. Votre établissement est situé précisément au centre de cette portion de Paris qui combat par la pensée et prodigue le corps en le négligeant ; là sont les hommes de

plume, d'art et d'affaires. Ils se serviront de vous
pour la lutte et pour le triomphe. Vous leur donne-
rez la force qui soutient le combat, la santé qui permet de diriger la victoire.

Le nombre des petits Midas diminuera, s'il plaît à
Dieu, et nous verrons des heureux capables de dé-
penser leur bonheur. Le premier ventre de finan-
cier que vous extirperez vous amènera toute la
Bourse; quand on saura que l'appétit s'achète chez
vous, gare à l'encombrement !

L'appétit et la gaîté, ces deux inestimables corol-
laires de la santé! Vous souvenez-vous de ce que je
vous faisais remarquer autrefois, quand nous sor-
tions du Gymnase Triat? J'aimais à suivre les élèves
redescendant vers Paris le long des Champs-Elysées.
Ce qui les distinguait surtout, c'était la gaîté, une
gaîté jeune, j'allais presque dire une gaîté d'enfant. Tous les âges étaient ici représentés : il y avait
des collégiens, des jeunes-premiers, des magistrats,
des députés, des maréchaux de France! eh bien!
tout cela riait, tout cela marchait joyeusement vers
le repas désiré.

Et les dames... mais je veux terminer ; ma préface
deviendrait aussi longue que votre livre, où tant de
bonnes choses sont condensées en peu de mots. J'ai

bien peu parlé de votre livre et j'en aurais re-
mords, si je n'eusse parlé beaucoup de votre Gymnase.

C'est votre Gymnase qui me touche surtout. La
moindre pratique, en ces matières, vaut dix fois la
meilleure des théories. Je suis tout impatient d'essayer vos cordages et de franchir votre cheval. Dans
ce quartier littéraire et artistique, que de grands
noms vont grimper à vos échelles !

Mon cher Paz, je vous souhaite une belle et complète réussite, non-seulement parce que je suis votre
ami, mais encore et surtout parce que vous avez en-
trepris une œuvre de première utilité. Vous avez
édifié votre Grand Gymnase au milieu de ceux-là
même qui en ont le plus énergique besoin. Le succès doit récompenser votre tentative, et ce ne sera
que justice.

Votre bien dévoué,

PAUL FÉVAL.

Paris, ce 1er septembre 1865.

« La médecine n'est pas tant l'art de faire des remèdes, que celui d'apprendre à s'en passer. »

« Le mouvement peut souvent tenir lieu de remèdes, et tous les remèdes du monde ne peuvent tenir lieu de mouvement. »

(Tissot. 1780, — pages 13 et 29).

« La perfection que l'homme peut rêver, sinon atteindre, consiste dans le développement complet et harmonieux de son être physique et moral. Celui qui réunirait en lui, dans un juste équilibre, la santé, la vigueur et la beauté du corps et de l'âme, serait parfait. Mais il est terriblement difficile de développer le physique et le moral, ces deux côtés de la personne humaine, sans que l'un soit sacrifié à l'autre. L'homme qui subordonne son esprit aux appétits du corps se rapproche de la bête; celui qui tue son corps en détail pour avancer le progrès de son âme, est déjà plus qu'à moitié fou. Le vrai sage est celui qui ne méprise le bien sous aucune forme et s'emploie résolûment à l'accroître en lui et autour de lui. La santé, la force et la beauté physiques sont des biens très-réels, inférieurs à d'autres, j'en conviens, mais qui méritent sérieusement d'être recherchés. »

(Le *Progrès*, p. 21. Edm. About.)

« La bêche qui a bêché vaut mieux que la bêche neuve; la terre qui a été bêchée a gagné en valeur, et le bras qui a manié la bêche a gagné en vigueur. Ne trouvez-vous pas cela beau? c'est la grande parabole du travail. »

(Paul Féval. *Cœur d'acier*, 2ᵉ série des *Habits noirs*.)

CHAPITRE PREMIER

DE L'UTILITÉ DES EXERCICES DU CORPS

CHAPITRE PREMIER

DE L'UTILITÉ DES EXERCICES DU CORPS

Définition de la gymnastique. — Ses effets généraux. — Ses effets particuliers. — L'esprit et le corps. — Influence de l'état physique sur les facultés intellectuelles. — Amélioration des bestiaux. — Dégénérescence de la race humaine. — La conscription. — Le conseil de révision. — L'éducation de notre armée. — Eh ! Lambert ! Bourdon ! Charenton ! — Les enfants. — Cause de leur faiblesse et de leur langueur. — Remède. — Éducation des jeunes filles. — Déviation de la taille. — Le luxe effréné des femmes. — La beauté plastique. — La vapeur. — L'électricité. — La gymnastique. — La santé. — La vigueur. — Les existences séculaires. — Le mouvement est la condition de la vie. — Ce que faisaient nos aïeux. — Les progrès des idées humaines. — Utilité des exercices du corps pour l'homme d'affaires, l'homme de lettres, le peintre, le statuaire, l'artiste dramatique. — Rétablissement de la santé. — Développement de la constitution. — Régénération par la gymnastique.

Le Dictionnaire de l'Académie définit la gymnastique : *L'art, l'action d'exercer le corps pour le fortifier.*

La gymnastique n'est pas seulement l'art d'exercer le corps, dit Broussais; elle a encore pour but d'influer sur le moral en agissant sur le physique.

C'est ce qu'a bien senti le colonel Amoros, son premier propagateur en France, quand il l'a appelée : *La science raisonnée de tous nos mouvements, de leurs rapports avec nos sens*, notre intelligence, nos sentiments, nos mœurs et le développement de nos facultés.

Nous ajouterons que la gymnastique a pour effet de développer les constitutions robustes et de fortifier celles qui sont affaiblies. De même que dans l'ordre intellectuel, les facultés grandissent par l'étude et le travail, de même dans l'ordre physiologique, les forces vitales s'accumulent sur tout organe qui s'exerce d'une façon régulière et continue.

Le système musculaire est le plus volumineux du corps; les modifications qu'il subit, ou dont il est en quelque sorte le distributeur, sont d'une immense importance pour la vie animale. Les muscles se repliant sur eux-mêmes, ou se livrant à de simples mouvements intérieurs ou concentriques, forment un obstacle considérable à la circulation du sang, à la transformation des humeurs et au libre jeu des organes, tandis que l'extension des membres, muscles et fibres, rejette vivement le sang vers les extrémités, détermine un cours plus rapide des fluides nutritifs et provoque une excitation favorable à l'échange des contenus, à l'activité nerveuse, et, par suite, aux manifestations de la pensée.

La Gymnastique fait partie de l'éducation, de la politique, de l'hygiène et de la thérapeutique; elle appelle, à ces divers titres, les méditations de l'homme d'État, de l'instituteur, du philosophe et du médecin; elle intéresse surtout le père de famille qui se soucie tant soit peu de la beauté, de la vigueur, du progrès intellectuel et physique de sa race.

Le plus beau patrimoine qu'un père puisse léguer à ses enfants, c'est un cerveau calme et puissant qu'aucune habitude funeste, qu'aucune excitation anormale n'aura corrodé ou flétri ; c'est, après la splendeur d'une âme honnête et pure, la superbe beauté plastique, la grâce et l'harmonie des formes, la force, l'adresse et le courage, et par-dessus tout la santé, ce suprême bien terrestre sans lequel tous les autres sont des biens chimériques et décevants.

Depuis quelques années, il s'est produit un mouvement très-sensible en faveur de la Gymnastique; on commence à reconnaître presque généralement l'utilité des exercices du corps; mais que nous sommes encore loin de leur avoir accordé la vraie place qui leur revient dans l'éducation!

Nous nous occupons avec la sollicitude la plus

touchante, la passion la plus noble et la plus contagieuse, de l'amélioration de la race chevaline; nous avons des concours régionaux, des expositions de chiens, de chats, de porcs, de volailles grasses; quand donc songerons-nous un peu à nous-mêmes? Quand donc nous préoccuperons-nous du perfectionnement physique de notre propre espèce? Le beau mérite d'engraisser des oies hyperboléennes ou de couver sous verre des melons gigantesques, pendant que nous ne procréons que des fœtus!

J'ai tiré à la conscription en 1857; c'était chose navrante que la génération de gringalets et d'avortons qui venaient plonger la main dans l'urne, c'est à peine si on entrevoyait par-ci par-là quelques adultes droits et bien constitués; presque tous étaient chétifs, malingres : poitrines étroites, épaules rentrées, jambes en tire-bouchon. Aussi s'est-on vu forcé de baisser la taille pour le service militaire, certains arrondissements ne pouvant plus fournir leur contingent.

Grâce à Dieu, l'éducation de notre armée régénère ces constitutions étiolées; la vie réglée, la nourriture saine et surtout les exercices du corps : marche, escrime, gymnastique, les redressent, les fortifient et en font ces magnifiques petits soldats trapus et nerveux si redoutés du monde entier.

Nous avons, dans toutes les branches de l'éducation humaine, réalisé des progrès inouïs; mais nous n'avons pas encore essayé de nous faire des tempéraments et des intelligences robustes.

Nous avons de l'esprit, beaucoup d'esprit; de l'imagination, trop d'imagination. Nous faisons des mots charmants, des calembourgs adorables; l'écrin de notre argot s'enrichit chaque jour d'une perle nouvelle; hier c'était *Lambert!* aujourd'hui c'est *Bourdon!* pourvu que demain ce ne soit pas *Charenton!* Nous avons donc infiniment d'esprit, je le répète, mais nous manquons de suite, de rectitude, d'enchaînement logique dans les idées. Notre existence, je parle ici de celle que l'on mène généralement à Paris, est pressée, anxieuse, dévorante, convulsive; nos forces physiques ne sont plus en rapport avec les exigences de notre pauvre cervelle. Je ne puis mieux nous comparer qu'à des locomotives chauffées à toute vapeur, auxquelles on aurait adapté des engrenages insuffisants; il faut que la chaudière éclate ou que l'engrenage se brise!

Tout cela tient à l'absence d'équilibre entre nos facultés intellectuelles et nos facultés physiques. Le corps est là comme un riche terrain auquel on emprunte tout, la sève, le fluide, la sensibilité, l'énergie, sans lui rendre jamais rien. — Si ce terrain n'est pas labouré, bêché, pioché et régénéré par des engrais féconds, adieu les blonds épis, adieu les gerbes luxuriantes !

Nos sens, nos organes, nos muscles, notre sang, nos sensations, nos passions, tout cela se tient, se correspond, se pondère, se stimule et s'harmonise. — Faites travailler le corps avec excès, les sens se calment jusqu'à l'inertie, l'activité cérébrale diminue, l'intelligence périclite ; faites, au contraire, travailler le cerveau outre mesure, pendant que vous laisserez le corps dans l'inaction, celui-ci s'atrophie et se débilite... Entre ces deux points extrêmes se trouve l'équilibre parfait, le souverain bien : la santé, et j'ajoute avec conviction, le bonheur ici-bas.

La nature a des droits imprescriptibles qu'elle ne laisse jamais violer impunément. Le corps a été donné à l'esprit comme un instrument nécessaire sans lequel il ne peut agir. Ce sont deux moitiés d'un même être, dont le développement harmonique constitue la perfection de l'homme, en sorte que les facultés intellectuelles n'atteignent toute leur puissance qu'autant qu'elles puisent, dans un corps bien constitué, la vitalité et la vigueur nécessaires à leurs manifestations (1).

Parmi la population de nos écoles, que d'enfants

_____

(1) *Traité de Gymnastique raisonnée*, par Ch. Heizer.

pâles! que d'adolescents malingres, nonchalants, limphatiques !

Les parents se demandent souvent avec inquiétude quelle est la cause de cette langueur, de cette faiblesse ?

Eh! c'est en grande partie l'absence d'exercice corporel. Comment des enfants pourraient-ils grandir, se développer, acquérir des forces, avec la vie sédentaire à laquelle ils sont condamnés? Privés des mouvements nécessaires pour stimuler la vie organique, en activer les fonctions, en augmenter l'intensité, en équilibrer l'exercice, ils ne peuvent que traîner une existence chétive et languissante.

Le mouvement est surtout un véritable besoin pour l'enfance ; la nature semble avoir placé en elle un impétueux instinct qui préside au développement des membres encore imparfaits et des forces naissantes. Il faut que les enfants se livrent à divers exercices ; leur organisation les y entraîne ; leur intérêt bien entendu doit engager les parents à favoriser cette inclination. La Gymnastique régularise ces jeux, ces mouvements; elle en dispose les éléments suivant un système régulier, elle les coordonne avec intelligence et discernement, elle les fait servir, en un mot, à l'entier perfectionnement de l'être le plus noble de la création.

La négligence des soins physiques est blâmable

dans l'éducation en général; elle l'est particulièrement dans l'éducation des jeunes filles astreintes à un genre de vie plus sédentaire que les garçons. On peut rapporter à cette cause un fait des plus affligeants : c'est qu'un très-grand nombre d'entre elles sont d'un tempérament maladif; et s'il est vrai que c'est en grande partie par l'extrême faiblesse des femmes que l'espèce humaine dégénère, on ne saurait assez déplorer le peu de souci que l'on prend de leur éducation physique.

Cette importante considération se rattache à un autre abus des plus graves. Pour corriger chez les jeunes filles les déviations causées par le défaut d'exercice, on emprisonne leur taille dans des vêtements trop étroits (je ne parle pas des crinolines!) et dans des corsets inflexibles. C'est une pratique déplorable et ce n'est pas la qualifier assez sévèrement que de l'appeler un abus, c'est un crime de lèse-nature contre lequel on ne saurait trop protester.

Je ne veux pas, rassurez-vous, belles dames, fulminer, nouveau Dupin, mon petit speech contre le luxe effréné de vos toilettes; on n'a déjà fait que trop de bruit autour de ce mal incurable : affublez-vous, si bon vous semble, de robes extravagantes ayant l'ampleur du dôme des Invalides; cela ne me regarde pas, c'est affaire entre vous et vos maris, mesdames, entre vous et vos parents, mesdemoiselles. Mais, par grâce, ménagez les contours harmonieux de votre taille ; si ce n'est par égard pour votre santé et votre rôle sacré de mère de famille, que ce soit du moins par considération pour votre beauté même, pour la grâce, la souplesse et la splendeur des formes que l'Être suprême vous a prodiguées.

Qu'on ne s'y trompe pas, ces tailles invraisemblables sont absurdes et les tristes moyens employés pour les obtenir sont un obstacle au développement harmonique du corps et vont directement contre le but de la nature. En empêchant la dilatation de la cavité qui le renferme, ils entravent le jeu de l'appareil pulmonaire et gênent la respiration. Les côtes supérieures étant repoussées par le corset, la taille s'étrangle, et l'ensemble de la poitrine, dont la conformation naturelle est celle d'un cône régulier, ne présente que trop souvent la forme d'un cylindre biscornu ou d'un cône renversé.

Combien, pour ma part, je préfère à ces tailles ridiculement mignonnes, qui ont l'air de vouloir rivaliser avec celles des guêpes et des scarabées, la nature riche, noble et pleine de grâce et de majesté, qui constitue la beauté des femmes dans certaines contrées où la mode est encore à l'état primitif.

En dehors des considérations de la beauté plastique, qui a bien certainement son importance, les conséquences de cette coutume déplorable sont des

plus graves ; car celles qui se font les victimes volontaires de cette vanité coupable, ne peuvent trans·
mettre à leurs enfants qu'une organisation viciée,
et contribuent par cela même à la décadence de
l'humanité.

Une des plus hautes questions sociales qui puissent se présenter à l'esprit de l'économiste et du phi-
lanthrope, est celle-ci : diminuer les travaux physiques chez l'ouvrier, les augmenter chez l'homme
du monde.

Grâce à la vapeur, à l'électricité et à la vulgarisa-
tion scientifique et littéraire, la première partie du
problème fait déjà son chemin ; c'est à la Gymnastique et à la seule Gymnastique qu'il appartient de
résoudre la seconde.

Jeunes et vieux, grands et petits, faibles et forts,
vous tous habitants des cités populeuses, vous surtout
habitants de Paris, qui exercez des professions sédentaires ; vous qui vous livrez aux travaux de cabinet,
gens de lettres, avocats, financiers, employés, ren-
tiers et commerçants, faites de la Gymnastique ; elle
est d'impérieuse nécessité pour vous ; elle seule
peut vous maintenir en état de santé parfaite, vous
donner la gaîté, la vigueur et la longévité ; elle seule
pourra vous permettre de recommencer chaque jour
et sans lassitude les travaux sédentaires auxquels

vos goûts ou les exigences de vos affaires vous tiennent assujétis.

Réunis par un nœud mystérieux, influencés par des rapports réciproques, l'esprit et le corps, la pensée et la matière, sont les deux éléments que nous trouvons dans l'homme qui vit, qui sent et qui se meut et lorsque, pénétrant au-delà du domaine des sens, nous nous efforçons d'analyser l'action secrète de l'intelligence, tantôt obscure et vacillante, tantôt fougueuse et illuminée par le génie, ne nous semble-t-il pas, n'est-il pas évident que nos sensations ne sont plus fortes, plus énergiques, plus nombreuses que parce que le cerveau humain est travaillé d'une incessante activité, parce qu'un mouvement perpétuel agite nos organes et fait jaillir la pensée comme un flot lumineux?

On peut donc le proclamer comme une vérité irréfragable.

Le mouvement est la condition de la vie, sa condition primordiale, fatale, suprême.

Malheur à celui qui méconnaît cette loi! malheur à lui!

Son énergie, enchaînée, deviendra fièvre, douleurs nerveuses, hypocondrie, marasme, désespoir, quelquefois suicide.

La nature veut le mouvement, elle le veut abso-

2.

lument ; de sa lanière terrible, elle châtie en passant les inactifs.

Jeunes gens, ne l'oubliez pas, la vie est une lutte : tout charme, quel qu'il soit, a son danger sur la terre ; tout plaisir est défendu ou doit être acheté par un effort. Même au plus haut rang, la lutte est la nécessité de l'être.

Achetez la santé par la fatigue, la gaîté par le travail ; endurcissez-vous, suez et tremblez, comme les athlètes de l'ancienne Grèce. Exercez le corps aujourd'hui ; demain, vous exercerez l'esprit. Il faut, a dit le sage, *une âme saine dans un corps sain.*

Allez ! faites-vous une jeunesse nouvelle, une jeunesse régénérée : le siècle en a besoin.

Voyez ce que faisaient nos aïeux, les nobles d'autrefois : ils s'exerçaient dès l'enfance aux rudes fatigues du tournoi, où souvent ils laissaient la vie. Leurs chasses ressemblaient à des batailles ; elles en avaient le tumulte, l'éclat, l'ivresse et le danger ; et, lorsque venait la guerre, leurs bras vigoureux ne se lassaient pas ! Ils ne savaient pas signer leur nom, mais ils avaient le sentiment des choses élevées, et quand les trouvères venaient chanter à leurs festins, ils leur jetaient des chaînes d'or !

Le temps a marché : plus de tournois, plus de

grandes chasses, la guerre même se fait de loin ; mais si la gymnastique n'est plus une nécessité, l'hygiène l'ordonne, et même la prudence la conseille. Il faut savoir franchir sans danger un cours d'eau, un fossé, une barrière, traverser une rivière à la nage, escalader un arbre ou s'élancer sur le dos d'un cheval.

Tout homme qui néglige cette importante branche de son éducation n'est homme qu'à demi, et s'expose à se trouver à la merci de la brute, ou arrêté à tout instant par un misérable obstacle matériel.

Loin de moi la pensée de vouloir faire un sauvage de l'homme civilisé, un peuple de guerriers d'une nation que ses hautes destinées et ses vrais intérêts appellent à d'autres gloires qu'à celle des combats. Grâce aux progrès des idées humaines, les exercices des gymnases modernes n'ont plus pour but l'apprentissage du maniement d'armes meurtrières.

La Gymnastique rationnelle se propose au contraire de frayer aux générations futures de nouvelles voies de salut, son but est de leur donner en partage la force et la beauté physiques, l'énergie et le calme intellectuels, et par-dessus tout la santé, la santé de l'esprit et du corps, c'est-à-dire la santé idéale et parfaite.

Grâce à elle, au lieu d'une génération efféminée, nerveuse, effrayée par les moindres difficultés, irritéo des plus légers obstacles, livrée à l'esclavage des plus futiles besoins du luxe, nous aurons une génération forte au physique comme au moral, une génération prémunie contre les dangers auxquels nous exposent les conditions de notre problématique existence.

La jeunesse sera débarrassée de ses mauvaises habitudes. L'homme adulte, que la culture des lettres ou toute autre profession astreint à la vie sédentaire, trouvera dans les exercices du corps un délassement salutaire et pourra, sans rougir, suivre l'exemple des Cicéron et autres écrivains immortels de l'antiquité.

L'artisan lui-même retirera, pour ses travaux, un avantage inappréciable de la vigueur qu'il aura acquise dans les récréations gymnastiques.

La fréquentation des Gymnases offrira au peintre et au statuaire des sujets d'études variées et prises sur le vif; les artistes dramatiques lui devront de conserver jusqu'à un âge très-avancé l'élégance de leur taille, la désinvolture et l'aisance de leurs manières, la grâce et la souplesse de leurs gestes.

J'ai écrit ce livre dans le but de vulgariser la gymnastique et de faire connaître les immenses services qu'elle est appelée à rendre à l'humanité, si on veut enfin lui accorder la place qui lui revient dans l'éducation.

Puisse ma conviction sincère et profonde passer

dans l'âme de mes lecteurs et les pénétrer de l'importante mission que cet art, pratiqué avec sagesse et discernement, est appelé à remplir en ce siècle de fièvre intellectuelle et de travaux surhumains! Puissent tous ceux qui en ont besoin, et ceux-là sont nombreux, ne pas hésiter plus longtemps à lui demander le rétablissement de leur santé ou le développement de leur constitution! Puissent les pères de famille la considérer comme une des branches les plus essentielles de l'éducation de leurs enfants! Puisse ma faible voix être entendue au milieu des clameurs de la foule et des mille voix enivrantes qui entraînent l'homme vers les plaisirs faciles et leurs conséquences, si souvent funestes!

CHAPITRE II

LA GYMNASTIQUE MÉDICALE

CHAPITRE II

LA GYMNASTIQUE MÉDICALE

Invention de la gymnastique médicale. — Opinion des plus grands philosophes et médecins de l'antiquité sur la gymnastique. — La gymnastique au triple point de vue hygiénique, physiologique et thérapeutique. — L'adolescence. — La puberté. — L'âge adulte. — La vieillesse. — Excellents effets de la gymnastique sur toutes les fonctions de l'économie. — L'estomac. — La digestion. — Les poumons. — La respiration. — Le cœur. — Le cerveau. — Cures obtenues par la gymnastique. — L'onanisme, fléau du jeune âge. — Ses funestes conséquences. — La phthisie. — Le rachitisme. — L'épilepsie. — La spermatorrhée. — L'hystérie. — Le marasme. — Utilité des exercices suivis de douches et d'affusions d'eau froide aux personnes lymphathiques, débiles ou anémiques. — Efficacité souveraine de la gymnastique combinée avec l'hydrotérapie, contre les névroses et les douleurs névralgiques. — Les exercices doivent être appropriés à l'âge, au tempérament et à la conformation de chaque sujet. — Nomenclature des différentes affections que guérit la gymnastique.

L'origine de la *Gymnastique Médicale* se perd dans la nuit des temps.

Platon, dans son troisième livre de la Républi-

3

que, nous dit qu'elle fût pratiquée pour la première fois par les Lacédémoniens, peu de temps avant Hippocrate. Les Grecs attribuent l'honneur de son invention à Asclépias (1). Le nom de ce grand homme fut défiguré. Les Latins le nommaient Æsculapius, d'où nous est venu le mot Esculape. Tout le merveilleux des mythologues environna son berceau. On le fit descendre d'Apollon, dieu de la Médecine, des Arts libéraux et de la Lumière. La reconnaissance publique lui décerna les honneurs de l'apothéose, et douze cents temples furent élevés à sa mémoire.

Médée imagina aussi de faire pratiquer aux hommes d'une constitution faible ou affaiblie par des excès, des mouvements et des exercices favorables au rétablissement de la santé. Les poètes de l'époque publièrent sur cette femme célèbre les fables les plus extravagantes et les plus injurieuses. Il est néanmoins certain qu'elle n'a partagé avec tant de grands génies tous les noms prodigués à la gent magicienne que parce que, bien supérieure à son siècle, elle ramenait, par l'application d'un système d'exercices heureusement combinés, des hommes exténués par la mollesse, à la santé la plus florissante.

C'est postérieurement à ces temps héroïques et fa-

(1) Asclépias naquit en Thessalie, 1300 ans avant notre ère.

buleux qu'Iccus (2), de Tarente, puis enfin le fameux
Herodicus, qui se guérit de la phthisie par des mouvements calculés, abandonnant pour la première fois
la gymnastique olympique et athlétique, s'adonnè-
rent uniquement à l'étude de la gymnastique médicale et créèrent toute une série d'exercices propres à
l'entretien de la santé et à la guérison des maladies.

Herodicus est généralement considéré comme le
père de la gymnastique médicale; il eut de plus la
gloire de compter Hippocrate au nombre de ses disciples.

Galien et tant d'autres, dont le temps a dévoré les
travaux, paraissent aussi s'être occupés avec le plus
grand intérêt de la gymnastique, et l'avoir considérée
comme la branche la plus importante de l'hygiène.

Enfin, depuis les temps les plus reculés jusqu'à
nos jours, les philosophes, les savants et les médecins,
ont manifesté la même opinion en faveur des exercices du corps pratiqués avec discernement; et les lé-
gislateurs anciens, bien persuadés que le bonheur de
l'homme consiste autant dans le complet développement de ses facultés physiques que dans celui de ses
facultés intellectuelles, en avaient fait la base essen-
tielle de l'éducation nationale.

(2) Médecin célèbre dont la grande sobriété donna lieu à ce pro-
verbe si usité chez les Grecs : *Le repas d'Iccus.*

En effet, si nous examinons la gymnastique au triple point de vue hygiénique, physiologique et thérapeutique, nous trouvons qu'elle produit, toutes les fois qu'elle est sagement et prudemment dirigée, d'excellents effets, tant sur l'homme sain que sur l'homme malade, et ces effets sont plus ou moins marqués, suivant la nature et la durée des exercices, l'âge, le sexe, le tempérament, et la constitution des individus.

La Gymnastique n'agit pas seulement sur les organes qui président au mouvement et sur l'appareil de la vie de relation; elle exerce encore une influence très-heureuse et très-manifeste sur les organes de la vie animale, et c'est par une plus grande précision, une plus parfaite harmonie dans les fonctions de ces organes, que se révèle clairement cette influence salutaire.

Au point de vue hygiénique il n'est pas, pour conserver la santé, augmenter les forces et maintenir la régularité dans toutes les fonctions, de moyen plus efficace qu'une gymnastique progressive et modérée. Elle convient surtout aux enfants, aux jeunes filles, aux jeunes gens au moment où la nature accroît et fortifie les divers tissus de l'économie; elle donne alors, à tous les mouvements du corps, la précision, la grâce, la souplesse et l'agilité.

La Gymnastique n'est pas moins utile d'ailleurs au développement intellectuel et moral qu'au développement physique. Elle excite et stimule favorablement le cerveau, donne le courage, la hardiesse, la fermeté, l'énergie ; elle constitue enfin le plus puissant préservatif contre l'oisiveté, la mollesse et les mauvaises habitudes.

Aux époques les plus florissantes d'Athènes et de Sparte, les exercices du corps étaient toujours associés à ceux de l'esprit, et ne pourrait-on pas en conclure que c'est à cette féconde alliance que le génie de ces peuples antiques a dû son éclatante supériorité ?

L'adolescence est l'époque à laquelle les exercices du corps sont le plus utiles ; ils servent alors à l'éducation des sens et à celle du système locomoteur. A l'époque de la puberté, ils ont pour effet de répartir sur tous les muscles la sève exubérante qui tend à se concentrer vers les organes de la génération et à prévenir les habitudes vicieuses que l'excès de sensibilité de ces organes détermine trop souvent. Ni la morale, ni les recommandations, ni les menaces, ni les châtiments, ni les entraves ne peuvent combattre ces funestes tendances. C'est dans la fatigue des membres et une violente excitation musculaire, qu'on trouve les seuls moyens de les prévenir ou de les détruire quand elles se sont déjà développées.

Dans l'âge adulte, la gymnastique est encore utile afin de maintenir l'équilibre entre toutes les parties de l'organisme et d'éviter les concentrations vitales qui pourraient avoir lieu vers les viscères.

Enfin l'exercice, mais un exercice plus modéré, convient également aux vieillards. La gymnastique alors rend le jeu des organes plus facile et sollicite l'action des fibres dont la sensibilité est émoussée.

Au point de vue physiologique, le système musculaire et les principaux organes de l'économie se ressentent surtout des bons effets des exercices gymnastiques; les muscles deviennent plus volumineux, plus denses et plus puissants, leurs attaches sur les os plus fortes et plus résistantes, et, par suite, les articulations qu'ils sont destinés à faire mouvoir acquièrent plus de solidité, de finesse et d'habileté dans leurs diverses fonctions.

Cette influence de la gymnastique sur le système locomoteur est proportionnée au nombre et à la variété des exercices. Parmi ces derniers, bien peu mettent en jeu chacun à la fois tous les muscles des membres et du tronc; la plupart font agir spécialement tel ou tel groupe de muscles, presque à l'exclusion des autres. Il est donc utile et nécessaire

de les graduer et de les combiner avec soin, pour
que le système musculaire tout entier soit soumis
à leur bienfaisante action.

Si nous examinons les effets de la gymnastique
sur les diverses fonctions de l'économie, nous trouvons que ces effets sont des plus favorables et des
plus accusés ; l'estomac est avantageusement exci-
té, la sécrétion du suc gastrique est plus abondante,
l'appétit plus vif ; la digestion s'accomplit avec plus
de promptitude et de facilité.

La respiration s'exécute d'une façon régulière, la
poitrine s'élargit et se dilate avec aisance, les mouvements alternatifs d'élévation et d'abaissement des
parois thoraciques se font avec ampleur ; dans le
poumon, l'hématose est parfaite.

Le cœur, favorablement agité pendant l'exercice,
retrouve ensuite le calme et l'harmonie indispensables à la délicatesse de ses fonctions ; le cerveau
se réveille, s'éclaire et devient plus que jamais apte
à l'étude et aux travaux intellectuels.

Les sécrétions sont copieuses et rapides ; celle de
la sueur est éminemment utile à la respiration cuta-
née ; elle ouvre les pores, maintient la souplesse et
la propreté de la peau.

La fatigue occasionnée par l'exercice a aussi ses
avantages : elle procure un sommeil calme et pro-

fond, pendant lequel tous les organes reprennent une aisance et des forces nouvelles.

La Gymnastique, employée comme agent thérapeutique, donne les résultats les plus efficaces dans une foule de maladies.

Plusieurs médecins distingués lui ont dû un grand nombre de succès, et si quelquefois son action ne s'est pas bien clairement manifestée, cela vient peut-être de ce que les exercices n'avaient pas été dirigés avec toutes les précautions nécessaires.

Il est, dans le jeune âge, un fléau : l'onanisme, qui, s'il n'est pas lui-même une maladie bien caractérisée, exerce du moins sur la santé une influence toujours funeste. Des accidents terribles, la consomption, la phthisie, le rachitisme, l'épilepsie, l'hystérie, la spermatorrhée, l'impuissance, la cécité, etc., en sont bien souvent la conséquence. Ce n'est guère que par une surveillance extrêmement sévère, et pour ainsi dire impraticable, qu'il peut être possible de prévenir ce vice pernicieux. Nous ne craignons pas de déclarer que la gymnastique, poussée jusqu'à la fatigue, est le seul remède qu'on puisse victorieusement lui opposer.

Des exercices nombreux et prolongés, avec accompagnement de douches et affusion d'eau froide,

sont d'une utilité incontestable aux personnes débiles, lymphatiques, scrofuleuses, nouées; grâce à
eux, les jeunes filles, trop souvent atteintes d'ané-
mie et de chlorose, voient leurs forces et leur fraîcheur renaître. Leurs goûts bizarres et les douleurs
névralgiques qui les tourmentaient disparaissent,
l'appétit revient et avec lui la bonne humeur et la
santé.

Dans tous les cas, mais plus particulièrement chez
les enfants atteints de rachitisme ou menacés de maladies plus graves encore du tissu osseux, les exercices doivent être faits avec la plus grande prudence, fréquemment interrompus et repris à de
courts intervalles.

Pour faire de la bonne gymnastique, de même
que pour faire de la bonne médecine, il faut indivi-
dualiser, c'est-à-dire varier les exercices selon l'âge,
la constitution, et la vigueur de chaque sujet; pendant les leçons, diviser les élèves par groupes, dont
l'un se livrera plus particulièrement aux jeux qui
ont pour effet d'élargir le thorax, l'autre aux exercices des bras ou des jambes, celui-ci aux mouvements abdominaux, celui-là, enfin, aux flexions des
reins et à l'assouplissement de l'épine dorsale. En
un mot, chaque tempérament, de même que chaque
conformation physique, réclame des combinaisons
différentes.

La gymnastique peut être avantageusement employée contre l'obésité, mais alors il faut s'appliquer de préférence à des exercices un peu violents, et ne pas craindre la fatigue nécessaire pour obtenir une abondante transpiration.

Elle produit aussi des effets remarquables dans les cas de dégénérescence des muscles, et particulièrement dans ceux de transformation graisseuse des fibres, période caractéristique de la maladie connue sous le nom d'atrophie musculaire progressive, contre laquelle la plupart des traitements demeurent impuissants.

Mais c'est surtout dans les névroses, et dans les névroses les plus complexes et les plus rebelles, que la gymnastique, combinée avec l'hydrotérapie, donne des résultats souvent inespérés.

La plupart des névralgies et des paralysies partielles cèdent infailliblement à l'emploi de ce moyen.

Chez les personnes atteintes de vertiges, de mélancolie, d'hypocondrie, il produira au bout de quelque temps des améliorations notables, sinon une guérison complète, et chez les hystériques, les épileptiques, etc., il éloignera les accès et calmera leur violence.

Enfin, dans la chorée ou danse de Saint-Guy, on doit avoir presqu'exclusivement recours à la gymnastique et aux applications d'eau froide. Ce moyen de traitement a donné de merveilleux résultats, constatés depuis longtemps à Paris par les médecins de l'hôpital des Enfants; et je tiens de source certaine qu'à Bicêtre, chez les enfants épileptiques, on n'a jamais constaté d'accès pendant les heures de gymnastique. Des exercices simples et modérés, surtout au début, sont nécessaires pour amener une réussite complète. Suivant la statistique de M. le docteur Séc, après une durée moyenne d'un mois e traitement, on a pu obtenir seize guérisons sur vingt-deux malades.

Les différentes affections dans lesquelles une gymnastique rationnelle est également appelée à donner d'excellents résultats sont : les maladies nerveuses de toutes espèces; migraines, étourdissements, syncopes, perte de mémoire, faiblesse ou incohérence du cerveau, hypocondrie, mélancolie, hystérie marasme ; — palpitations de cœur provenant d'une croissance trop rapide ou d'une vie trop sédentaire, de l'étroitesse de la poitrine, de déviations vertébrales, d'excès ou de mauvaises habitudes ; — disposition à la phthisie pulmonaire, maux de gorge, extinction de voix, asthme; — gastrite, gastralgie, inertie des fonctions gastro-intestinales, goutte, obésité, hydropisie, chlorose, scrofule, rachitisme, diabète et déviations de la colonne vertébrale.

Nous ne commettrons pas l'erreur de vouloir faire de la gymnastique la panacée universelle. Nous l'avons proclamée: la *Médecine préventive* par excellence, parce que c'est là une vérité incontestable et incontestée; nous avons dit les affections nombreuses qu'elle nous paraît pouvoir combattre avec succès; mais il existe de graves maladies, dans lesquelles son application pourrait être dangereuse ou ne serait appelée à donner des résultats efficaces qu'avec le concours des médicaments ordonnés par les médecins.

Loin de vouloir nous poser en adversaire de la Faculté, nous lui ouvrons à deux battants les portes de notre Gymnase, que nous la prions instamment de considérer comme un des auxiliaires les plus précieux et les plus dévoués de l'art de guérir. Et nous nous ferons toujours un plaisir et un devoir de soumettre à la sanction de cet honorable corps scientifique les travaux, les expériences et les progrès que nous aurons tentés dans le but qu'il poursuit lui-même avec tant d'éclat et de persévérance : celui d'être utile à nos semblables.

CHAPITRE III

QUELQUES MOTS SUR L'HYDROTÉRAPIE

CHAPITRE III

QUELQUES MOTS SUR L'HYDROTÉRAPIE

Définition de l'hydrotérapie. — Traitement des maladies chroniques par les douches et les affusions d'eau froide. — Opinion des plus grands médecins sur le traitement hydrotérapeutique. — Priessnitz. — Scoutetten. — D. Fleury. — L'usage de l'eau froide aguerrit le corps contre les impressions physiques. — Pour que la douche soit efficace, le corps doit être en transpiration. — Le bain de vapeur. — Ses inconvénients. — Transpiration naturelle et efficace provoquée par les exercices du corps. — Le gymnase est le complément naturel d'un établissement gymnastique, *et vice versâ.*

L'hydrotérapie, ou hydrotérapeutique, est un mode de traitement des maladies, et spécialement des maladies chroniques, par l'usage de l'eau froide; on en attribue l'invention à un paysan de la Silésie autrichienne, nommé Priessnitz; mais si Priessnitz en a inventé et mis en pratique les procédés d'application, il n'en est pas moins démontré que les principes de ce genre de médication étaient connus de toute antiquité.

En effet, les deux plus grands médecins dont l'histoire ait conservé les noms, Hippocrate et Galien, ont préconisé l'usage de l'eau froide, comme souverain dans un grand nombre de maladies. Celse, dans la seizième section de son cinquième livre de *Médecine*, indique, pour le traitement des plaies, l'emploi de l'eau froide, et son opinion a été confirmée par la science moderne. Antonicus Masa, qui avait guéri l'empereur Auguste d'une maladie presque incurable et auquel la reconnaissance du peuple romain éleva une statue dans le temple d'Esculape, recommandait, dans un grand nombre de cas, un bain froid après un bain chaud. N'était-ce point là de l'hydrotérapie?

L'usage de l'eau, comme moyen hygiénique et thérapeutique, fut prescrit en l'an 920 par l'Arabe Rhozes, en 1030 par Avianne, en 1450 par Barzi, en 1460 par Savonarole, en 1540 par Jérôme Cardon. L'hydrotérapie fut introduite en Allemagne, vers 1560, par Hildanos et en Angleterre par Jean Floyer. A la fin du dix-septième siècle et dans le courant du dix-huitième, Archibold Pitcarue, d'Edimbourg, George Cheyne, Sydenham, van der Heyden, Blair, Raynard, et un ministre protestant nommé Staucorts, vantèrent à l'envi les vertus de l'eau froide, soit en boissons, soit sous forme de bains, contre une foule de maladies. L'illustre professeur de l'Université de Halle, Frédéric Hoffmann, dans une dissertation publiée en 1712, établit que si quelqu'agent médical peut être appelé universel, c'est à l'eau que ce titre doit être réservé. Dans un autre ouvrage, qui parut en 1729, il appelait de nouveau l'attention des savants sur les étonnants effets de l'eau.

De nombreux médecins se rallièrent à la cause que soutenait Hoffmann. Le père Bernardi, docteur maltais, se donnait le titre de *Medicus per aquam*. Hahn, médecin de Breslau, obtint en 1737 les plus grands succès par des fomentations d'eau froide, dans une épidémie de typhus dont il fut lui-même atteint et guéri et contre laquelle toutes les autres méthodes échouaient. Un de ses frères, Jean-Sigismond, fit paraître en 1743 un traité assez complet sur l'administration intérieure et extérieure de l'eau froide. De Moneta, médecin de Varsovie, l'ordonnait au début des affections pulmonaires, surtout quand elles avaient le caractère du catarrhe, et Simon-André Rissot la qualifiait de panacée universelle.

On voit par cette énumération d'hommes éminents, que Vincent Priessnitz ne manqua pas de précurseurs; il eut la gloire de créer, le premier, un établissement spécial, celui de Græfenberg. Le point de départ de son système était que toutes les maladies provenaient d'humeurs viciées à l'intérieur du corps. Pour les en chasser, Priessnitz faisait coucher le malade nu, enveloppé dans une couverture de laine et lorsque la transpiration s'était établie, il le plongeait dans un bain froid.

En 1825, Priessnitz avait deux malades; quand il mourut, le 26 novembre 1851, il les comptait par centaines et pouvait voir des établissements analogues au sien se fonder dans le monde entier.

La cause de cette propagation rapide est dans l'efficacité de la science qu'il a formulée. Que de malades fatigués de drogues plus ou moins nauséabondes lui ont dû le rétablissement de leurs forces ; combien ont été guéris comme par miracle par l'hydrotérapie, dont les modes d'application si simples consistent principalement dans les douches, les bains, le massage, les frictions, les draps mouillés.

Parmi les auteurs ou médecins contemporains, Scoutetten, dans son livre de *l'Eau sous le rapport hygiénique et médical;* le docteur Fleury, dans son *Traité pratique et raisonné d'hydrotérapie*, citent une multitude de cures obtenues dans les cas de rhumatismes aigus ou chroniques, engorgements chroniques, anémies, fièvres intermittentes ou rebelles, scrofules, goutte, névralgies, maux de gorge, etc.

L'hydotrérapie repose sur les deux points suivants que l'expérience a sanctionnés :

1° L'application progressive et prolongée de l'eau froide diminue la circulation capillaire et l'innervation;

2° L'application brusque et courte de l'eau froide est suivie d'une réaction qui stimule et active la circulation capillaire et l'innervation.

L'hydrotérapie peut donc être également excitante ou calmante, selon la méthode que l'on suit, ce qui explique les services qu'elle rend dans les maladies les plus opposées par leur nature et leurs symptômes; mais, en somme, de quelle manière rétablit-elle les fonctions de la peau, l'équilibre des humeurs et par suite la santé générale?

En employant des douches froides après que les pores ont été ouverts artificiellement et qu'une sueur abondante a été provoquée.

Eh bien! n'est-il pas mille fois préférable que cette transpiration soit produite par les exercices du corps?

Pour l'obtenir, Priessnitz n'avait recours ni aux médicaments dits sudorifiques, qu'il accusait de produire une excitation généralement nuisible, ni aux bains de vapeur, qui selon lui exercent une action fâcheuse sur les poumons et le cerveau et ne produisent qu'une transpiration passive. Pour que la sudation soit salutaire, disait Priessnitz, il faut

qu'elle soit active, il faut qu'elle résulte d'une su-
ractivité des fonctions vitales, et ce n'est que par
un exercice méthodique et gradué que l'on peut obtenir ce résultat.

Dans son établissement de Græfenberg, il ne
faisait prendre les douches à ses malades qu'après
leur avoir fait faire au préalable une marche rapide
ou des mouvements violents pendant 20 à 30 minu-
tes. L'expérience a du reste démontré qu'une sudation d'une heure et même moins, obtenue par
des bains de vapeur ou autres agents artificiels et
continuée pendant quelque temps, occasionne une
plus grande déperdition de forces que le bain froid
qui la suit ne peut en donner, quels que soient son
dégré de froid et sa durée ; d'où il résulte que si ces
applications sont longtemps continuées, chaque
jour apporte un déficit dans les forces du malade,
qui arrive ainsi à un résultat opposé à celui qu'il es-
pérait.

Avec la gymnastique, au contraire, augmentation de forces, épanouissement complet de la santé.
Les exercices du corps procurent une transpiration
saine et hygiénique ; exécutés en commun, ils offrent
une distraction des plus agréables, en même temps
qu'ils produisent une augmentation sensible de force
et d'énergie physiques.

Un Gymnase est donc le complément naturel d'un établissement hydrotérapique, *et vice versâ*.

Que de gens bien portants mais qui ont la prudence de prévenir le mal, et qui connaissent les avantages prophylactiques de l'hydrotérapie, hésitent pourtant à s'enfermer dans une étuve !

Qu'ils entrent au Gymnase; qu'après s'y être exercés, ils se soumettent à l'hydrotérapie et ils éprouveront un bien-être immédiat. L'eau froide, dont la première impression est parfois désagréable, mais à laquelle on s'habitue promptement et qu'on finit même par savourer avec volupté, endurcit le corps, donne aux chairs une fraîcheur et une fermeté remarquables ; elle aguerrit les organes respiratoires et cutanés contre les influences atmosphériques ; elle facilite la décomposition des humeurs, ranime les fonctions du réseau capillaire et communique une énergie nouvelle à la calorification et à l'exhubation.

Tous les soins, toutes les précautions employées pour se garantir des impressions physiques, se réduisent à donner à celles-ci d'autant plus de prise, qu'en s'y étant soustrait plus longtemps on est devenu plus délicat et plus susceptible. — Le vrai, le seul moyen de ne plus avoir à redouter les influences atmosphériques, c'est de s'y endurcir et de les braver.

Donc, en état de santé comme de maladie, l'hy-

drotérapie, combinée surtout avec les exercices gymnastiques, est appelée à rendre d'éminents services.
Cette combinaison, pressentie par Priessnitz, est aujourd'hui mise en pratique par mon excellent maître
et ami M. Triat, dans son Gymnase de l'avenue Mon-
taigne, et je me propose de lui donner moi-même le
plus grand développement dans l'Etablissement que
j'édifie rue des Martyrs.

CHAPITRE IV

LA GYMNASTIQUE DANS L'ANTIQUITÉ
CHEZ LES GRECS

CHAPITRE IV

LA GYMNASTIQUE CHEZ LES GRECS

Apparition de l'art gymnastique. — Ses premières manifestations. — Socrate. — Platon. — Xénophon. — Isocrate. —
Culte rendu à la Force. — Guerre de Troie. — Homère. —
Fêtes gymnastiques. — Esculape. — Herodicus. — Hippocrate. — La gymnastique médicale. — L'art de guérir se
réfugie dans les gymnases. — Opinion de Socrate sur ce
sujet. — La gymnastique athlétique. — Les exercices des
athlètes. — Les esclaves exclus des gymnases. — Les
hommes libres !

Pour bien apprécier les avantages de la Gymnastique, il est nécessaire de remonter à l'origine de
cet art, de le suivre dans ses progrès, dans sa décadence, et d'étudier ainsi son histoire jusqu'à nos
jours, tirant, de chacune des phases qu'il a traver-
sées, une conclusion pratique.

C'est dans les premiers temps de la civilisation de
l'ancienne Grèce que nous devons trouver les plus

4

éclatants témoignages de la souveraineté des exercices du corps.

N'est-ce pas, en effet, de cette époque que sont
arrivés jusqu'à nous, comme des fleuves majestueux
sortis d'une source élevée, tous les sentiments de
grandeur et de beauté qui depuis ont alimenté les
arts et la poésie.

Et, qu'on ne s'y méprenne pas, ce développement
des facultés physiques qui nous préoccupe spécialement ici, contribua plus qu'on ne pense au développement des facultés morales. Il existe une corrélation intime entre l'équilibre des forces physiques et celui des forces intellectuelles, et le génie
n'est peut-être autre chose que le résultat de l'ac-
cord parfait de toutes nos facultés.

Les Grecs l'avaient si bien compris, que leurs
Gymnases étaient les enceintes privilégiées où se
trouvaient réunies, en même temps que les salles
spacieuses où s'exerçait le corps, les écoles où la
jeunesse allait former son esprit. A côté du gymnasiarque, présidaient les rhéteurs et les philosophes; et après les exercices du pugilat, du saut ou
du disque, on allait écouter Socrate, Platon, Xénophon, Isocrate.

Mais reprenons de plus haut l'histoire proprement
dite des premières manifestations de la gymnastique.

Il est assez difficile d'assigner une date précise à l'apparition de cet art. Comme il a pour objet, en même temps que la sûreté personnelle, la santé et le plaisir, il est aisé de se persuader qu'il doit être presque aussi ancien que le monde.

De tout temps, en effet, l'homme, en lutte avec la nature, rebelle à toutes les fureurs des éléments qu'il a voulu dompter, orgueilleux de vaincre l'obstacle, a dû s'aguerrir, fortifier et assouplir ce corps qui prétendait régner en souverain sur les forces matérielles coalisées contre sa liberté.

Il lui a été facile alors de s'apercevoir qu'à mesure que s'effaçaient, devant la puissance et l'agilité de ce corps, chacun des obstacles soumis, son organisation se développait largement, ses muscles devenaient de fer, ses poumons jouaient plus librement dans sa poitrine et aspiraient plus abondamment l'air salubre, et qu'il entrait enfin royalement dans la vie.

De sorte que ces exercices violents, qui lui donnaient en partage la force et la santé, devinrent en même temps pour lui une source de bien-être, de récréations et de plaisirs.

Dé là les jeux gymnastiques.

Et d'abord, en effet, ce furent de simples jeux;

mais bientôt le prestige d'une si noble conquête faite
sur lui-même, inspira à l'homme des sentiments de
reconnaissance envers le Fort par excellence, et ces
jeux firent partie du culte divin. Plus tard encore,
on les introduisit dans les cérémonies funèbres destinées à rendre les honneurs aux mânes des héros.

Ce ne sont pas là de simples coutumes qui doivent seulement être recueillies comme faits curieux
ou intéressants pour ceux qui étudient l'histoire de
l'antiquité. Le philosophe ne doit pas passer indif-
férent devant de pareilles manifestations. Il doit né-
cessairement conclure de tous ces hommages rendus
par la force à la divinité sur l'autel, à la mort sur le
tombeau, que les anciens avaient attaché une idée
de grandeur et de souveraineté suprême au développement de la vigueur physique.

Il s'écoula bien du temps avant que l'art des exercices du corps fût assujéti à des lois et renfermé
dans des règles. Cependant, de toutes les parties qui
en dépendaient, les Grecs formèrent une doctrine à
laquelle ils donnèrent le nom de *Gymnastique*, parce
qu'elle enseignait tous les exercices où le corps se développait en pleine nudité. (*gymnos* — nu.)

On retrouve des traces de cet art avant le temps
de la guerre de Troie. Il suffit, pour s'en convaincre,
de lire la description des jeux célébrés aux funérailles

d'Acaste, et, mieux encore, les minutieux détails que donne Homère des exercices qui eurent lieu aux jeux funèbres célébrés en l'honneur de Patrocle.

Il est incontestable que, pour si grand qu'ait été le génie du sublime poète grec, il n'aurait pu décrire d'une manière aussi précise des exercices qui n'auraient été que de fabuleuses inventions. A l'époque où il vivait, les peuples de la Péninsule hellénique observaient encore cette coutume, et les descriptions d'Homère ne sont que les tableaux fidèles de ce qui se passait de son temps.

Aussi, quand nous voyons les demi-dieux de l'Illiade disputer les prix sur les chars, au ceste, à la lutte, à la course, à l'escrime, au disque, à l'arc, au javelot, pouvons-nous conclure que tous ces exercices étaient depuis longtemps en usage chez les Grecs. L'ordre adopté par le grand poète dans la distribution des prix, comme dans la valeur des récompenses, peut aussi fixer nos idées sur la préférence que ce peuple accordait à tel ou tel exercice, préférence fondée, sans aucun doute, sur son degré d'utilité.

Tels sont les plus précieux éléments qui puissent servir à assigner une date approximative à l'apparition d'un art dont l'origine, nous l'avons dit, se perd dans la nuit des temps.

Les Grecs en faisaient remonter les premiers éléments jusqu'à Esculape. Et nous retrouvons encore ici ce témoignage grandiose de la reconnaissance que ce peuple intelligent ressentait pour ceux
qui lui avaient ainsi départi la force physique :
car sa brillante imagination n'hésite pas à élever
au rang des dieux l'auteur d'une découverte à la
quelle il devait son énergie, sa puissance et la fa-
faculté invincible de résister aux invasions de ses
ennemis.

On distinguait trois sortes de gymnastique :

1° La gymnastique militaire ;

2° La gymnastique médicale ;

3° La gymnastique athlétique.

La gymnastique militaire consistait dans les exercices du pugilat, du saut, de la lutte, de la course
à pied ou en char, de l'arc, du javelot, enfin de tout ce
qui pouvait contribuer à l'attaque et à la défense.

La gymnastique médicale joignait à quelques-uns
des exercices précédents : la course à cheval, la paume, le ballon, la danse, les bains, les onctions et la
promenade.

Les établissements de gymnastique étaient fort
multipliés à Athènes. Le premier qui eut l'honneur

d'appliquer à la médecine les exercices de corps fut le fameux Hérodicus.

Ayant ouvert un gymnase, il s'aperçut bientôt que les jeunes gens y contractaient une santé robuste, et que les plus faibles, les tempéraments débilités, s'y fortifiaient à la longue.

Lui-même valétudinaire, réussit à rétablir sa santé chancelante et à se guérir de la phthisie, en faisant sur sa personne les premières tentatives d'un art dont les bienfaits devaient être si nombreux.

Cependant Hérodicus ne sut point modérer ou équilibrer, ou graduer sagement ces exercices corporels; il outra ses principes, et le remède pouvait devenir pire que le mal, quand Hippocrate apparut.

La médecine, qui n'était alors soumise qu'à un aveugle empirisme, allait être régénérée par un génie bienfaisant. Du premier coup, Hippocrate conçoit tous les avantages qui se peuvent tirer de l'application des exercices gymnastiques aux corps souffreteux, rachitiques et affaiblis par les fatigues ou les excès. Il saisit promptement ce qu'avait de défectueux le système exagéré d'Hérodicus, il en rassemble les parties utiles et saines, et de tous ces rameaux épars, il forme l'arbre de la science et constitue un corps de doctrine admirable.

Sur le modèle du gymnase d'Hérodicus, il fait élever de tous côtés des institutions analogues, réfor-

mées dans leurs exagérations par son esprit prudent
et éclairé. Et, dès ce moment, l'art de guérir se réfugie dans les Gymnases.

Trois classes d'ordonnateurs dirigeaient ces écoles : les *gymnasiarques* ou *palestrophilax*, chargés du
régime des néophytes ; les *gymnastes* ou *surveillants*,
appelés à guérir les maladies ; et les *aliptes* ou *sa-
traliptes*, dont les fonctions se bornaient à panser
les plaies ou à pratiquer des saignées.

Enfin, on distinguait une troisième sorte de
gymnastique qui était la *gymnastique athlétique*.
Ceux qui se livraient à l'étude des exercices athlétiques étaient, généralement, de jeunes amateurs
qui désiraient se produire dans les fêtes natio-
nales. Ils s'exerçaient à la lutte, au pancrace, au
pugilat, au ceste, à la palestre et aux courses à
pied et en char. Leurs mœurs et leur réputation devaient être irréprochables; avant de les admettre dans
la corporation des athlètes, on s'informait scru-
puleusement de leur nom, de leur naissance et de
leur vie. Un héraut les nommait à haute voix et
sommait tous ceux qui avaient quelque chose à leur
reprocher d'en faire la déclaration. Après cette disposition préalable, l'athlète prêtait serment d'observer les lois de la lutte et il était admis à concourir.

Les couples étaient tirés au sort, le vainqueur était récompensé non-seulement par les applaudissements de la foule, mais encore par des couronnes et des médailles d'or. On lui élevait des statues, on le portait en triomphe, son nom était inscrit aux frontons des temples et des monuments publics; les poëtes chantaient ses louanges, il jouissait enfin des plus grands priviléges, recevait une rétribution annuelle et avait la place d'honneur dans les réjouissances publiques.

Nous avons encore dans nos musées plusieurs médailles et statues qui représentent des athlètes au moment du combat. On peut voir dans le jardin des Tuileries un joli groupe de deux lutteurs copié par Magnier, d'après le groupe antique de la galerie de Florence, et, sur un camée de la Bibliothèque Impériale provenant du comte de Caylus, Néron est représenté dans un quadrige en athlète.

Voici maintenant ce que pense de la Gymnastique le plus grand philosophe de l'antiquité.

Cette belle page des *Mémoires de Socrate*, par *Xénophon*, traduite par M. Talbot, sera plus éloquente que tous les raisonnements que nous pourrions faire à ce sujet :

« Socrate voyant qu'Epigène, fils d'Antiphon de

Céphisie, un de ses disciples les plus assidus, ne prend aucun soin de son corps, lui dit :

« — Quel corps étrange tu as, Epigène !

« — C'est qu'aussi, Socrate, je suis étranger aux exercices.

«— Ecoute, Epigène, nombre d'hommes, à cause de leur mauvaise complexion, périssent dans les périls de la guerre, et souvent aux dépens de l'honneur ; beaucoup pour le même motif sont pris vivants, et là, ils passent le reste de leur vie dans le plus dur esclavage, ou bien réduits à la plus triste des nécessités, payant parfois une rançon supérieure à leur fortune, ils traînent la fin de leur existence privés du nécessaire et en proie au malheur ; d'autres enfin, se font une honteuse réputation fondée sur la faiblesse de leur corps, qui les fait passer pour des lâches.

« Méprises-tu donc les punitions attachées à la faiblesse, et crois-tu pouvoir aisément les supporter ?

« Pour moi, je crois plus facile et plus agréable de se soumettre aux fatigues requises pour se donner un corps vigoureux.

« Ou bien penses-tu qu'une constitution délicate soit plus saine et plus utile, en toute circonstance, qu'une constitution robuste ?

« Cependant, tout est bien différent pour ceux qui

ont le corps en bon ou en mauvais état. La santé et la vigueur sont le partage de ceux qui ont le corps en bon état. Beaucoup, par ce moyen, se tirent avec honneur des périls guerriers et s'échappent dans des situations dangereuses ; d'autres secourent leurs amis, rendent service à leur patrie, dont ils obtiennent ainsi la reconnaissance , acquièrent un grand renom, gagnent les plus beaux honneurs, passent le reste de leur vie heureux et considérés.

« Sache que, dans aucun acte de ta vie, tu n'auras à te repentir d'avoir exercé ton corps.

« Il y a plus, dans les fonctions mêmes où tu croiras que le corps a le moins de part, je veux dire celles de l'intelligence, qui ne sait que la pensée commet souvent de grandes fautes, parce que le corps est mal disposé ? Le défaut de mémoire, la lenteur de l'esprit, la paresse, la folie, sont souvent la suite d'une disposition vicieuse du corps, qui atteint l'intelligence au point de nous faire perdre ce que nous savons.

« Si, au contraire, le corps de l'homme est sain, il n'y a pas de danger que l'homme en arrive là. »

Nous trouvons aussi dans le *Voyage d'Anacharsis*, du savant abbé Barthélemy, la description d'un Gymnase antique. Nous allons essayer de la résumer en quelques lignes.

Les Athéniens avaient trois gymnases destinés à l'institution de la jeunesse : celui du Lycée, celui du Cynosarge, situé sur la colline de ce nom, et celui de l'Académie.

C'étaient de vastes édifices entourés de jardins et d'un bois sacré.

On entrait d'abord dans une cour de forme carrée, dont le pourtour était de deux stades (189 toises.) Elle était environnée de portiques et de bâtiments. Sur trois de ses côtés étaient des salles spacieuses et garnies de siéges, où les philosophes, les rhéteurs et les sophistes rassemblaient leurs disciples. Sur le quatrième côté se trouvaient des pièces pour les bains et les autres usages du Gymnase.

De cette cour, on passait dans une enceinte également carrée. Quelques platanes en ombrageaient le milieu. Sur trois des côtés régnaient des portiques. Le portique qui regardait le nord était à double rang de colonnes, pour garantir du soleil ceux qui s'y promenaient en été. Le portique opposé s'appelait xyste. Dans la longueur du terrain qu'il occupait on avait ménagé, au milieu, une espèce de chemin creux d'environ douze pieds de largeur sur près de deux pieds de profondeur. C'était là qu'à l'abri des injures du temps, séparés des spectateurs qui se tenaient sur les plates-bandes latérales, les jeunes élèves s'exerçaient à la lutte. Au-delà du xyste était un stade pour la course à pied.

Un magistrat, sous le titre de gymnasiarque, présidait aux différents Gymnases d'Athènes. Sa charge était annuelle et lui était conférée par l'assemblée générale de la nation. Sous son autorité fonctionnaient plusieurs officiers, tels que le pédotribe et d'autres encore, chargés d'entretenir le bon ordre parmi les élèves et de les dresser à différents exercices. On y distinguait surtout dix sophronistes, chargés de veiller plus spécialement sur les mœurs.

Tous ces officiers étaient nommés par l'aéropage.

C'était sous cette sévère direction que les athlètes s'exerçaient.

On employait tous les moyens pour les accoutumer à la fatigue. Dans ce but, on les assujétissait à un genre de vie très-dur et très-simple.

Leur nourriture ne se composait dans les premiers temps que de figues sèches, de noix et de fromage mou.

Plus tard, on leur permettait la viande : mais alors la chair de bœuf, assaisonnée d'anis, était la seule qu'on leur laissât manger.

Leur tempérance pour le vin était extrême, leur chasteté exemplaire.

La nature de la plupart des exercices auxquels ils

se soumettaient, lutte, pugilat, course à pied, exigeait une nudité absolue. Cette nudité facilitait, du reste, l'usage des onctions destinées à communiquer à toutes les parties du corps la souplesse nécessaire.

Ces onctions se faisaient avec de l'huile, ou seule, ou mêlée de cire ou de poussière, ce qui formait une espèce d'onguent.

Après cette onction, les athlètes se roulaient dans le sable ou se faisaient saupoudrer.

Quand les exercices étaient terminés, on les frottait encore d'huile et de cire, et puis, à l'aide d'instruments nommés *strigiles*, on nettoyait la peau des athlètes de cette espèce d'enduit que formait ce mélange d'huile, de sueur et de poussière.

Puis ils allaient se plonger dans un bain.

Jugez, après cela, comme ils sortaient du Gymnase, lestes, souples, propres à braver tous les dangers et à éviter tous les périls!

Et voilà le secret de tant de victoires et de la supériorité immortelle de ce grand peuple! Voilà l'école féconde en héros, d'où sont sortis, pour éblouir la postérité de leur gloire et de leur génie, les enfants de Sparte et de Lacédémone!

Ils le sentaient bien, ces intrépides philosophes antiques, que dans ce développement des forces physiques étaient la toute-puissance, la souveraineté et la liberté de l'homme, car ce qu'ils obligeaient les enfants de la patrie à apprendre, ils l'interdisaient aux esclaves.

Oui, et c'est par là que je termine cette étude rapide sur l'art de la gymnastique dans la Grèce antique ; qu'on retienne bien cette formelle prohibition, inscrite dans les lois grecques : « *Les esclaves sont exclus des gymnases.* »

Est-elle assez claire, assez éclatante et assez terrible, la leçon qui se peut tirer de cette loi ?

Énervement, paresse, inaction à qui doit rester esclave.

Mais, à qui veut la gloire, la puissance, le commandement, la liberté : exercice, travail, lutte, mouvement.

Concluez : hommes libres !

CHAPITRE V

LA GYMNASTIQUE DANS L'ANTIQUITÉ
CHEZ LES ROMAINS.

CHAPITRE V

LA GYMNASTIQUE CHEZ LES ROMAINS

Après avoir étudié chez les Grecs les développe-
ments successifs que prirent les exercices du corps,
il est naturel que nous fassions même étude chez les
Romains, l'histoire de ces deux peuples étant celle
qui a conservé le plus de grandeur dans la période
antique.

A Rome, l'éducation tendait au même but qu'à
Athènes et à Lacédémone. Tout homme devant servir comme soldat dans les armées de la République,

les exercices gymnastiques étaient considérés comme indispensables.

Les dames romaines elles-mêmes, on peut le voir dans Juvénal, prenaient des leçons de lutte et d'escrime pour entretenir la beauté et la souplesse de leurs corps.

Ce qui contribua surtout au développement de l'art gymnastique, ce fut l'introduction du luxe dans la société romaine. Ils avaient bien compris, ces fiers descendants de Romulus, qu'avec le luxe et la richesse arrive le cortége des plaisirs efféminés, accompagnés de la paresse qui énerve le corps et remplit l'âme de lâcheté. Aussi dans les premiers temps, quand la paix les ramenait dans leurs foyers, se livraient-ils à la culture de la terre, aux sains et fortifiants travaux des champs. Mais quand ils eurent abandonné leurs labeurs rustiques à des mains mercenaires, ils cherchèrent dans la gymnastique les moyens d'entretenir la vigueur de leur constitution, surtout en vue de la défense de la patrie.

Plus tard enfin, quand les honteux plaisirs devinrent les seuls maîtres de ces corps débilités, nous assistons à cette décadence humiliante qui fit du Romain libre, roi du monde, le dernier esclave de l'univers.

Mais nous n'avons à nous occuper ici que de l'époque florissante où les exercices gymnastiques étaient tenus en grand honneur.

Dezobry fait un tableau vif, animé et rempli de curieux détails de l'ardente passion qu'éprouvaient les Romains pour ces nobles jeux qui développaient les forces physiques et maintenaient le calme et l'équilibre des facultés intellectuelles.

« Le soir, chacun descend au *champ*, c'est-à-dire au Champ-de-Mars, que l'on désignait toujours ainsi par abréviation. On vient y secouer l'engourdissement que produit la chaleur du climat, surtout après la sieste.

« Les hommes faits, mais surtout les jeunes gens, pratiquent les exercices militaires; ils s'étudient à manier toutes sortes d'armes, à lancer le javelot avec vigueur et grâce, à tirer de l'arc, à manœuvrer la fronde avec tant d'habileté, qu'à six cents pas de distance ils mettent une flèche ou une pierre dans une botte de paille; à dompter les coursiers, à les faire tourner sur eux-mêmes, à sauter à cheval sans prendre d'élan, à monter ou descendre, soit à droite soit à gauche, tantôt sans armes, tantôt une épée ou une lance à la main ; ils s'exercent aussi au saut, à la course, à porter des fardeaux, à l'escrime contre un poteau, à la lutte et à la palestre.

« Ensuite, encore tout gras de leur liniment et brû-

5.

lés par les rayons du soleil, ils vont nager dans le Tibre pour laver la poussière et la sueur dont ils sont couverts, si toutefois on peut dire qu'on se lave dans un fleuve dont les eaux sont constamment troubles et jaunâtres; mais les Romains aiment tant leur Tibre qu'ils disent que ses eaux sont blondes! Ce qu'il y a de certain, c'est qu'elles sont éminemment propres pour le bain, même des lutteurs en transpiration, car, en été, le soleil les échauffe à peu près à la température de l'air.

« Plus loin, on joue au disque, aux diverses sortes de balles, au cercle; on s'exerce à la sphéromachie.

« Le disque est un lourd et grand palet d'un pied de diamètre environ, en airain poli ou en marbre. On le lance soit en hauteur, soit en largeur, à l'aide d'une courroie passant dans un œil ménagé au centre du disque, ou simplement avec la main.

« Si le discobule se sert d'une courroie, il fait tourner rapidement le disque autour de sa tête, pour donner plus d'élan au jet; dans le cas contraire, il saisit le palet entre la paume de la main et quatre doigts, se penche en avant en pliant un peu les jarrets, et en allongeant son bras gauche jusque sur le genou droit, pour soulager l'inclinaison du corps; dans cette position, il balance plusieurs fois son bras droit, en lui imprimant un mouvement de rotation, le disque part, fend l'air, siffle, bondit sur le gazon; aussitôt on marque avec une flèche ou un piquet l'endroit où il est tombé. Un autre joueur recommence le jet, et la victoire appartient à celui qui l'a lancé le plus loin. »

La *sphéromachie* était un pugilat inoffensif dans lequel les combattants avaient les poings enveloppés de petits sacs intérieurement garnis de bourre et de laine, absolument semblables aux gants dont on se sert aujourd'hui dans nos salles de boxe.

Il y avait un autre jeu, qui est encore en vogue chez nos enfants, et qui servait à la fois d'exercice de course et d'adresse ; on l'appelait le *trochus*, c'est-à-dire le cerceau. C'était en effet un grand cercle garni de quelques anneaux d'airain. Le joueur le faisait rouler en le frappant avec une petite baguette de fer un peu crochue, et le bruit des anneaux, provoqué par la rotation, faisait ranger la foule sur le passage du coureur.

Jusque-là, on ne peut qu'applaudir à l'utilité et à l'agrément de pareils exercices, mais bientôt plusieurs outrepassèrent la mesure qu'il est convenable de mettre en toutes choses. L'excès apporté dans cet art, souverainement hygiénique quand il est habilement ménagé, et les abus que certains athlètes firent de leur force physique, conduisirent bientôt les Romains à aimer ces atroces spectacles où le sang

humain coulait sur l'arène, où des hommes mou-
raient avec grâce sous les yeux de milliers de spectateurs, qui ne poussèrent bientôt plus que ce cri
effrayant : *Panem et circenses!*

Ce fut l'époque des gladiateurs.

Oui, la gymnastique athlétique fut l'exagération
d'un principe fécond en grands résultats ; et ce fut
l'appât du lucre et des honneurs qui contribua à faire
sortir des règles salutaires un art si bienfaisant. En
effet, pour encourager ces exercices qui, en formant
des hommes sains et robustes, assuraient à la patrie des défenseurs intrépides, le législateur dût les
honorer d'une façon toute exceptionnelle.

Dès lors, il y eut des athlètes de profession ; un
certain nombre d'hommes se soumirent à des exercices continus, à des fatigues incroyables, pour obtenir la palme qui les plaçait au rang des dieux.

Les exercices athlétiques sont justement tombés
en désuétude. Les hommes les plus sages de l'antiquité en avaient condamné l'usage. Aristote nous
apprend que les jeunes gens qu'on élevait dans la
pratique des combats devenaient lourds, grossiers
et vieillissaient promptement. Les luttes dispro-
portionnées avec la faiblesse du jeune âge, doivent
être assimilées à ces travaux trop pénibles dont

il ne devrait jamais être permis de surcharger l'enfance.

Hippocrate, le premier, a fait observer que le plus haut degré de la force athlétique touche à la maladie.

La force musculaire, qu'on attribuait aux athlètes de l'antiquité, passerait toute croyance si nous ne possédions des exemples vraiment merveilleux du degré de vigueur auquel l'homme peut quelquefois atteindre. Pour n'en citer qu'un et des plus remarquables, nous nommerons Polydamas, qui pouvait d'une seule main arrêter un char traîné par quatre chevaux, et qui, sans armes, étouffa un jour un lion entre ses bras.

Une esquisse rapide des gladiateurs, de leurs mœurs et de leurs combats, trouve ici naturellement sa place.

Ces hommes qui combattaient entre eux et souvent aussi contre des bêtes féroces, dans les jeux du cirque, étaient pour la plupart des barbares du Nord et du Midi, venus à Rome pour y chercher une condition.

Comme les Romains aimaient avec fureur les spectacles de ces combats, qu'il n'était pas rare de

voir descendre dans l'arène jusqu'à deux mille gladiateurs et que toujours mourait une partie des
combattants, les volontaires ne suffisaient plus pour
recruter cette troupe destinée à jouer ces sanglantes
tragédies. On avait recours alors aux esclaves et on
les enrôlait de force, quand ils possédaient les qualités physiques nécessaires.

C'est en l'an 489 de la fondation de Rome que
furent inaugurés les combats de gladiateurs. Junius
Brutus étant mort à cette époque, plusieurs peuples
étrangers envoyèrent des captifs pour qu'on les
égorgeât sur son tombeau, suivant un usage qui
datait des temps héroïques.

Les fils de Brutus, pour diminuer la cruauté du
sacrifice, imaginèrent d'assortir par couples les captifs et de les faire combattre jusqu'à la mort.
Étrange pitié, en vérité, et qui ne nous apparaît
que comme un atroce raffinement de cruauté!

On ne donnait d'abord ces spectacles qu'aux funérailles des grands personnages romains, mais par la
suite la coutume en passa aux personnes privées,
qui ordonnaient quelquefois, par leur testament,
qu'on fît combattre des gladiateurs à leurs obsèques.
Le peuple en vint bientôt à se passionner tellement
pour ces jeux sanglants, qu'ils cessèrent d'être l'ac-
cessoire des cérémonies funèbres et qu'on en fit un

divertissement public. Ils se donnèrent d'abord dans le forum, puis dans une partie du cirque, puis enfin dans des amphithéâtres particuliers.

On n'en demeura pas là ; les gladiateurs furent donnés en spectacle dans les festins solennels. On en faisait mettre dans les salles à manger quelques groupes qui se battaient à outrance devant les convives.

Les grands seigneurs écrivaient au bas de leurs lettres d'invitation :

« Nous aurons des gladiateurs »
comme nos élégantes disent aujourd'hui :

« Nous aurons la Patti! »

L'empereur Gordien troisième, dit Capitolien, possédait à lui seul deux mille gladiateurs.

Tout ce qui se rattachait à l'amphithéâtre possédait un tel attrait pour toutes les classes du peuple romain, que des jeunes gens des plus grandes familles, que la débauche avait ruinés, ou qui voulaient faire leur cour à César, s'adonnaient volontairement à cette carrière, et les historiens de l'époque affirment qu'en plus d'une occasion les plus grandes dames de la noblesse prirent part aux jeux sanglants du Cirque.

Ces exemples de mépris complet de la mort étaient rares cependant parmi le sexe faible ; mais l'assaut dans la salle d'armes était considéré comme un mouvement salutaire et une animation hygiénique pour toute dame patricienne qui aspirait à la réputation d'élégante.

Ces exercices violents leur enlevaient bien quelque chose de leur délicatesse et de leur grâce, mais c'était alors le suprême bon ton, et, à cette époque tout comme aujourd'hui, les femmes étaient ravies de se défigurer par n'importe quel procédé... pourvu que les autres femmes en fissent autant.

La rage était alors aux combats simulés, aux vêtements d'amazone, aux jeux et aux exercices dangereux. Femmes, enfants, patriciens, esclaves, tout le monde faisait du pugilat.

Il y avait des écoles spéciales où l'on enseignait aux futurs gladiateurs la manière de combattre et la façon même de tomber avec grâce.

Le professeur appelait *sa famille* les esclaves qui composaient son école. En même temps qu'il était leur instituteur, il était leur maître. Les esclaves étaient tenus d'obéir aveuglément à tous ses ordres, et les gladiateurs de condition libre abdiquaient également toute liberté individuelle, car ils étaient tenus de jurer au maître une obéissance absolue et passive.

Voici quelle était la formule de leur serment :

« Nous jurons de souffrir la mort dans le feu, dans les chaînes, sous le fouet ou par l'épée; nous jurons, en un mot, quelle que soit la volonté de..... (ici le nom du professeur) de nous y soumettre en vrais gladiateurs, corps et âmes. »

La seule différence qui existât entre l'esclave et le gladiateur libre, c'est que ce dernier touchait un salaire qui s'élevait parfois à 2,600 francs par mois.

L'école où s'exerçaient les gladiateurs avait dans sa construction et son aménagement des points de ressemblance avec nos manéges modernes. Le bâtiment était un édifice carré, éclairé et ventilé par le haut. Le sol était couvert d'une épaisseur de sable de trois pouces, particularité qui augmente encore la fatigue de tout exercice à pied, mais qui rend une chute plus inoffensive et accoutumait l'élève au terrain mou sur lequel il avait plus tard à défendre sa vie. Des disques, des cloches gymnastiques, des poids énormes et de lourdes massues étaient disséminées dans tous les coins ou pendus aux murs de l'édifice. Outre ces insignes de la gymnastique paisible, on remarquait des cestes, des chevalets où étaient appendues les armures formidables qui servaient d'instruments au sanglant métier de gladiateur. Pour les exercices, c'étaient des javelots sans pointe, des sabres émoussés et des mannequins de bois contre lesquels ils s'exerçaient à porter de terribles coups.

On distinguait diverses classes de gladiateurs : les *mirmillions*, qui étaient armés d'un bouclier et d'une faulx et qui portaient un poisson sur leur casque ; les *retiaires*, qui combattaient les *mirmillions*, tenaient un trident d'une main, et de l'autre un filet avec lequel ils cherchaient à envelopper leurs adversaires ; lorsqu'ils avaient manqué leur coup, ils n'avaient d'autre chance de salut qu'une prompte fuite à travers l'amphithéâtre, afin de se ménager le temps de disposer leur filet pour une nouvelle attaque. Les *thraces* partaient une dague, un poignard et un petit bouclier rond. Hommes féroces et cruels, ils passaient pour les plus redoutables des gladiateurs. Il y avait enfin les *samnites*, qui combattaient armés de toutes pièces ; les *essédaires*, qui combattaient en chariot ; les *équestres*, qui luttaient à cheval, et les *bestiaires*, qui se mesuraient avec les bêtes féroces.

Quand un gladiateur était blessé, il devait mettre bas les armes, et il était alors à la discrétion du vainqueur, qui le tuait ou lui faisait grâce selon le bon plaisir des spectateurs du combat. S'ils levaient la main, en abaissant le pouce, c'était signe qu'ils lui faisaient grâce; s'ils levaient le pouce, il fallait l'immoler. L'arrivée de l'empereur sauvait la vie au vaincu.

Après trois ans de service, les gladiateurs avaient le droit de ne plus se représenter dans l'arène; on leur donnait alors leur congé, en leur remettant un fleuret de bois et une palme d'argent.

Une ancienne loi bannissait les femmes des spectacles où combattaient les gladiateurs; mais cette loi tomba en désuétude, et on assigna alors aux femmes les places les plus élevées dans les amphithéâtres. C'est ainsi que les beaux yeux des romaines noyaient leurs regards dans le sang des vaincus et que leurs cœurs s'endurcissaient en s'accoutumant à ces horribles cruautés.

Généralement tous les jeux publics étaient précédés d'une espèce d'avant-spectacle, formé par l'arrivée des acteurs qui devaient y figurer.

Ces tragédies avaient des prologues brillants.

Les gladiateurs étaient amenés sur des chars peints de toutes couleurs et on les promenait ainsi autour de l'arène. Après cette exhibition, ils sautaient à terre et restaient pendant quelques instants exposés aux regards de la foule. Alors ils préludaient au combat sérieux par des exercices divers. Les uns balançaient légèrement des javelots, en déployant les grâces de leurs attitudes ; d'autres simulaient toutes les poses et les coups du combat.

Ces malheureux esclaves, qui devaient s'égorger au premier signal, allaient, venaient, se parlaient entr'eux, sans colère, impassibles, souriant parfois, comme si la mort n'était pas là, planant lugubrement sur l'arène inondée de soleil !

C'étaient généralement des hommes de haute stature, aux formes musculaires remarquables par leur ampleur et leur symétrie ; un exercice constant et prolongé, poussé jusqu'à la fatigue, rendait leurs membres souples et forts, leur charpente sèche et nerveuse comme celle des chevaux de course, et leurs gestes avaient cette grâce pleine d'élasticité qui est le résultat de la vigueur et de l'agilité du corps.

Dans tous les travaux physiques ou intellectuels, dans tout ce qu'entreprend l'homme, un exercice continu et progressif est le principal élément du succès ; les résultats qu'on peut obtenir par ce système sont vraiment incroyables.

La tâche qui était impossible hier n'est plus que pénible aujourd'hui et sera facile demain ; c'est ainsi que, dans l'ordre physique, les gladiateurs antiques parvenaient à un degré de force inconnu de nos jours.

Une chose qui étonne encore davantage, c'est leur mépris de la mort et leur courage héroïque lorsqu'ils étaient accouplés dans l'arène pour le divertissement de la populace. Peut-être y avait-il quelque chose du bravache dans la façon dont ils entraient dans le Cirque et saluaient César de leur *Morituri te salutant*. Peut-être était-ce de l'orgueil, peut-être aussi du désespoir !

Quel spectacle que ces fêtes ! Vous figurez-vous ces cent mille spectateurs ondoyant et murmurant avec leur *furia* italienne ? Je ne vois guère aujourd'hui que les courses de taureaux en Espagne qui puissent donner l'idée de cette foule bigarrée, tumultueuse et sanguinaire.

Bien que le Cirque fût assez vaste pour contenir une ville entière, les jours du combat il était plein jusqu'aux bords. Ce spectacle avait lieu dans la seconde partie de la journée ; mais le peuple était là depuis l'aube, mangeant, buvant, hurlant, trépignant pendant les heures d'attente.

Ils avaient, tout comme nous, leurs gamins qui se livraient à des remarques sarcastiques sur le compte des diverses notabilités romaines qui arrivaient peu à peu et prenaient avec fracas possession des gradins réservés.

Voici comment M. Whyte Melville décrit une de ces représentations dans son ouvrage intitulé : *Les Gladiateurs :*

« Tout à coup, on entend les sons d'une musique martiale et sauvage comme le murmure de cette populace en délire.

« Les portes à deux battants d'un cintre magnifique s'ouvrent toutes grandes, et deux à deux, d'un pas lent et majestueux, défilent les gladiateurs, chargés des différentes armes de leur mortelle profession.

« Ils sont là plusieurs centaines, tous d'une force prodigieuse et d'une adresse à toute épreuve, la tête haute et le maintien fier; ils font d'abord le tour de l'arène comme pour laisser aux spectateurs le loisir de les examiner, puis, s'arrêtant avec une précision militaire, ils se rangent sur une seule ligne devant le trône de César.

« Un silence profond et recueilli se fait parmi toute cette multitude, pendant que les champions sont là, immobiles comme des statues. Tout à coup ils brandissent leurs armes étincelantes, et ce terrible chant, où semblent se confondre le cri du triomphe et les gémissements de la souffrance, éclate de plus en plus

vibrant, violent et farouche, formidable et lugubre,
comme si ces hommes voulaient dire un long et dernier adieu à la terre avant de s'abandonner à leur
lutte désespérée...

Ave Cæsar Imperator! morituri te salutant.

« Alors ils se retournent de nouveau et prennent
place de chaque côté de l'arène, à l'exception d'une
troupe choisie qui occupe la place d'honneur au
centre et dont la moitié des hommes au moins est
condamnée à mort; ceux-là devront combattre sans
merci, et ne rien attendre de la clémence de la populace.

« Les autres gladiateurs, quoique déjà rangés en
cercle autour de l'arène, doivent cependant rester
inactifs pendant un certain temps.

« Les deux troupes s'avancent l'une contre l'autre
sur trois rangs. Au premier éclat de la collision,
quand l'acier commence à s'entrechoquer, que les
coups sont portés et parés par ces lutteurs exercés,
la joie des spectateurs s'élève jusqu'à l'enthousiasme;
mais le silence ne tarde pas à se rétablir, et c'est avec
une respiration haletante que l'on suit des yeux la
lutte qui commence à se dessiner, que l'on voit les
rangs s'ouvrir et se dégager et le sang ruisseler sur
ces corps athlétiques, dont quelques-uns sont déjà

couchés sur le sable, immobiles à l'endroit où ils
sont tombés.

« Au fur et à mesure que les rangs s'éclaircissent,
les gladiateurs qui n'ont pas été engagés s'avancent
pour les remplir.

« Alors l'arène devient un spectacle effroyable et
monstrueux. Ils ne succombent pas sans peine, ces
hommes dont le métier est le meurtre; leur agonie
ne vient pas sans gémissements; et il est horrible de
voir tomber, dans le sable inondé de sang, la tête
penchée et le regard fixé sur le sol avec un morne
désespoir, ceux dont la poitrine est traversée par le
fer meurtrier, et qui se font cadavres pour l'amuse-
ment d'un empereur et d'un peuple bourreau. »

C'était un triste spectacle que cette image de la
guerre, et cela ressemblait à un champ de bataille,
avec cette différence qu'on n'y faisait pas de prisonniers et qu'on y accordait rarement quartier. Quelquefois cependant, un champion vaincu, d'une
beauté plus qu'ordinaire ou qui avait déployé une
adresse et un courage peu communs, gagnait assez
la faveur des assistants pour qu'ils daignassent lui
faire grâce.

Mais le plus souvent, le signe qui sauvait la vie de
l'homme tombé ne venait pas, et avant que les bra-
vos se fussent éteints à ses oreilles, il voyait les pou-

ces de ses juges montrant le ciel, il entendait le peuple lui crier de sa voix formidable : *Recipe ferrum* (reçois le fer); alors, l'œil plein de désespoir, il se disposait à recevoir le coup fatal avec un courage digne d'une meilleure cause, et le dernier sourire qu'il s'efforçait de grimacer en mourant ne faisait que rendre plus navrante cette sombre tragédie de la mort.

Les temps sont passés de pareilles monstruosités; autrefois les exercices du corps avaient pour but de rendre les hommes féroces et sanguinaires et de les mettre en état de s'entredépecer dans toutes les règles de l'art ; aujourd'hui, le but de la gymnastique est plus humain et plus élevé. Prudemment et sagement conduite, elle ne doit plus servir qu'à la régénération physique et morale de l'espèce humaine.

La gymnastique n'est plus une porte ouverte à la mort; sa devise est : *force, rajeunissement, vie et santé.*

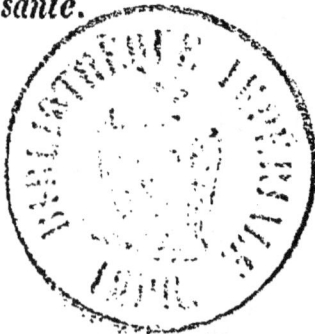

6

CHAPITRE VI

LA GYMNASTIQUE AU MOYEN-AGE

CHAPITRE VI

LA GYMNASTIQUE AU MOYEN-AGE

La santé de l'esprit par la santé du corps. — Création de la chevalerie. — Le noviciat. — La réception. — Les exercices du corps. — Le page. — L'écuyer. — La veille des armes. — Comment on armait les chevaliers. — Leur serment. — L'accolade. — Le festin. — Le tournoi. — Règles du combat. — Les hérauts d'armes. — Le défi. — Les dames et les donzelles. — Festin somptueux offert au vainqueur. — La Renaissance. — Les carrousels. — Louis XIV. — Molière. — Décadence de la chevalerie. — L'esprit ascétique. — Révolution de 8J.

Une remarque frappante et qui a dû déjà donner profondément à réfléchir à nos lecteurs, c'est qu'à toutes les époques, l'art de la gymnastique a été le privilége de la race noble.

Chez les Grecs, nous avons lu cette loi sévère qui interdisait l'accès des gymnases aux esclaves. A

6.

Rome, en mettant à part les gladiateurs qui ne sont qu'une exception fatale, nous avons constaté l'affluence énorme des patriciens et fils de patriciens, qui descendaient le soir, au Champ-de-Mars, pour s'y livrer aux divers exercices récréatifs et salutaires qui entretenaient la santé du corps. Toujours et partout le développement physique marchant de concert avec le développement intellectuel.

Cette vérité apparaît encore, dans tout son éclat, à l'époque du Moyen-Age, que nous allons étudier dans son aspect spécial à la thèse que nous soutenons, et qui se peut résumer par cet apophthegme : *La santé de l'esprit par la santé du corps.*

Jamais plus belle consécration ne fut donnée à l'art gymnastique que celle que lui décerna le moyen-âge en créant la chevalerie.

Tandis que le serf s'abrutit attaché à la glèbe, le noble se développe au moral et au physique, dans les gymnases, carrousels, tournois, cours d'amour et jeux de paume.

Cette chevalerie est un des faits les plus saillants de l'histoire. On ne voit rien de semblable chez aucun peuple de l'antiquité ; à cet égard elle mérite toute notre attention, et en ne prenant que les côtés qui nous offrent un intérêt immédiat, nous croyons qu'il sera curieux de faire connaître les principales formalités et les divers exercices que devait apprendre et pratiquer tout bon chevalier.

La fondation de la chevalerie remonte au fameux Artus ou Arthur de Bretagne, qui institua les chevaliers de la table-ronde.

Quand la France l'eut définitivement introduite dans ses mœurs, il fut établi des règles qui déterminèrent les devoirs des chevaliers et régirent les usages dans le noviciat, la réception, les exercices, les priviléges et même dans les châtiments à infliger aux déloyaux ou félons.

On n'obtenait le titre de chevalier qu'après de longues et dures épreuves. Il fallait d'abord être noble de père et de mère. Arrivé à l'âge de sept ans, l'enfant était envoyé dans le château de quelque seigneur, pour exercer les fonctions de page, varlet ou damoiseau. Le page accompagnait son maître et sa maîtresse et leur versait à boire à table. Il commençait à se former aux grâces extérieures et s'essayait à lancer la pierre ou le javelot.

A quatorze ans, on l'élevait au rang d'écuyer. Il s'occupait alors du soin des armes et des chevaux. Il suivait son maître à la chasse et à la guerre, et, les jours de combat, il avait pour mission de tenir toujours à la disposition du maître de nouvelles armes ou de nouveaux chevaux. Bien souvent il parait les coups qu'on portait à son seigneur *amé* et c'était lui qui gardait les prisonniers.

A pareille besogne, on le voit, le jeune gentilhomme développait son organisation physique en même temps qu'il apprenait à être brave et dévoué.

En temps de paix, les écuyers s'étudiaient à acquérir la souplesse, l'agilité et la vigueur dans des jeux pénibles, tels que les courses de bagues, de chevaux et de lances.

Ils s'exerçaient à courir et à sauter couverts d'une lourde cuirasse, à franchir les haies et palissades ; ils escaladaient des forteresses qu'ils élevaient eux-mêmes, et souvent, divisés en deux bandes, ils se livraient des assauts, les uns défendant un pont ou un passage que les autres essayaient de forcer.

Cependant, de si rudes travaux avaient leur douce récompense, et l'amour, le magique amour, fit plus pour l'encouragement de ces vaillants exercices que toutes les théories des rhéteurs gymnasiarques. Tout jouvencel qui aspirait au grade de chevalier rapportait toutes ses valeureuses prouesses à la dame de ses pensées.

Pour un regard de la maîtresse de son cœur, il n'était pas un page qui n'eût voulu mourir en combattant sous ses couleurs.

Le sujet nous entraîne malgré nous, et nous ne saurions l'abandonner aussi promptement, sans parler du cérémonial qui présidait à la réception des chevaliers.

On ne devenait chevalier qu'à l'âge de vingt-un ans.

La veille du grand jour, le récipiendaire jeûnait, se confessait et communiait dévotement. Pendant que ses parrains et celui qui devait l'armer dînaient gaîment à la même table, lui seul, vêtu de blanc en signe de pureté, se tenait immobile à une table séparée où il lui était défendu de parler, de rire et même de manger.

Il passait la nuit, tout armé, dans une chapelle. C'est ce qu'on appelait la *veille des armes.*

Le lendemain, après s'être baigné, il entrait dans l'église avec son épée pendue au cou. Il la présentait au prêtre, qui la bénissait; ensuite il allait, les mains jointes, se mettre à genoux devant celui qui devait l'armer chevalier.

Là, il jurait de sacrifier son sang et sa fortune pour la défense de la religion, du roi, de la patrie, des femmes et des orphelins ; d'obéir avec déférence à ses supérieurs, de vivre en bon frère avec ses égaux ; d'être courtois envers tout le monde, de maintenir sous sa bannière l'ordre et la discipline, de n'accepter de pension d'aucun prince étranger, de ne jamais manquer à sa parole, et de s'abstenir de mensonge et de médisance.

Aussitôt, ses parrains lui chaussaient les éperons dorés, le revêtaient d'une cotte de maille appelée *haubert*, d'une cuirasse, de brassards, de cuissards et de gantelets ; puis enfin lui ceignaient l'épée.

Quand il était ainsi revêtu de son armure, celui qui devait lui conférer la chevalerie lui donnait l'accolade en prononçant ces mots :

Au nom de Dieu, de saint Michel et de saint Georges, je te fais chevalier !

Et il ajoutait :

Sois preux, hardi et loyal.

L'accolade consistait d'ordinaire en trois coups de plat d'épée sur le cou ou sur l'épaule, et d'autres fois en un coup de la paume de la main sur la joue.

Le nouveau chevalier prenait le *heaume* ou casque, l'*écu* ou bouclier, puis enfin la lance. Il montait ensuite à cheval et faisait flamboyer fièrement son épée.

La cérémonie se terminait par un festin et un tournoi.

Dès lors, les jeunes chevaliers allaient guerroyer,

chevauchant par monts et par vaux pour soutenir les faibles, châtier les méchants et défendre les belles ; quêtant les aventures et ne laissant échapper aucune occasion de montrer leur adresse, leur force et leur courage.

Leurs amusements, avons-nous dit, consistaient dans des combats simulés. Ces combats prenaient différents noms :

La *joute* était le combat à la lance d'un seul contre un seul.

La *castille* représentait l'attaque d'un château ou d'une tour.

Le *pas d'armes* ou l'*emprise* était l'assaut livré contre un pont ou un défilé vigoureusement défendu.

Les *combats à la foule* permettaient à tous les chevaliers de se mêler et de s'attaquer indistinctement les uns les autres.

Mais le spectacle solennel et pompeux qu'ils aimaient le plus était le *tournoi* ; car c'était dans les tournois que leur valeur et leur galanterie se déployaient le plus magnifiquement.

Il y avait les grands et les petits tournois ; les premiers, donnés par les monarques et les princes ; les seconds, par les nobles d'un rang inférieur à celui de la royauté. Ces jeux guerriers, qui remontent assez loin, ne prirent réellement leur véritable caractère qu'après la création de la chevalerie.

Il nous est resté du quinzième siècle un édit de René d'Anjou qui donnait de nouvelles lois pour ces combats : on n'y admettait que les armes innocentes ou courtoises, c'est-à-dire des lances sans fer et des épées sans taillants ni pointes. On ne devait ni combattre hors de son rang, ni blesser le cheval de son adversaire, ni porter des coups de lance ailleurs qu'au visage et sur les quatre membres, ni assaillir un chevalier dès qu'il avait ôté la visière de son casque ou qu'il s'était déheaumé, ni se réunir enfin plusieurs contre un seul.

Quand le roi ou un seigneur se proposait de donner un tournoi, il en faisait publier l'annonce par la voix des héraults d'armes ; ceux-ci se répandaient par les villes et les campagnes, sonnant de la trompe, et proclamant à haute voix que tel jour et en tel lieu, un tel seigneur défiait quiconque voudrait se présenter, à venir mesurer sa valeur dans un combat à armes courtoises. Et toujours il se trouvait d'autres seigneurs qui répondaient à cet appel, à ce défi ; et de tous les côtés, des provinces et des châteaux, il y avait affluence d'*appelants* et de *défendants* (c'est ainsi qu'on nommait les adversaires) de chevaliers juges des coups, de grandes dames, petites bourgeoises et populace qui se rendaient au lieu désigné.

Tout le monde, nobles, gens d'épée, vilains et manants, arrivaient de toutes parts, aussi avides de ces spectacles que les Romains l'étaient des combats de gladiateurs.

Les chevaliers appendaient leurs casques et leurs écus armoriés aux murs les plus apparents et les plus voisins de la lice, de préférence aux portiques de l'Eglise la plus proche, où ils les exposaient aux regards de tous, afin que si quelqu'un avait quelque grief à reprocher à l'un d'eux, il put le dénoncer en frappant son écu. Cet acte seul était une accusation ; les juges prenaient de promptes informations sur le chevalier accusé, et en faisaient bonne justice s'il y avait lieu.

A l'heure du tournoi, les chevaliers, magnifiquement équipés, s'avançaient dans la lice, quelques-uns enchaînés de faveurs et d'enseignes multicolores, conduits par les dames et donzelles qui ne les délivraient qu'au milieu de l'enceinte. Ils paraient alors leurs lances, leurs écus ou leurs cottes de mailles, des voiles, bracelets, rubans ou mantilles appartenant à la dame de leurs pensées, et quand on entendait le signal : *laissez aller les bons combattants*, ils donnaient un dernier baiser à leur fétiche bien-aimé, et s'élançaient bravement et fièrement au combat.

Et là, au milieu des cris des héraults, des chants guerriers des ménestrels, des applaudissements et des encouragements des dames, les horions se distribuaient et la victoire se décidait.

Alors heureux le vainqueur! il était fêté, honoré, porté en triomphe et tous ses succès, toute sa gloire, il venait les déposer humblement aux pieds de celle des dames qui lui avait confié ses couleurs à défendre. Puis après ces joutes, c'étaient des repas somptueux où l'on parlait de beaux faits d'armes, où les combattants redevenaient amis, où l'on buvait le vin et l'hypocras en l'honneur de ceux qui s'étaient fait le plus remarquer par leur adresse, leur vigueur ou leur courage.

C'étaient là de brillantes et nobles fêtes!

Cependant, nous sommes forcé de constater que malgré toutes sortes de précautions, la carrière des tournois fut souvent ensanglantée. Il y périt plus de vingt princes, et Robert, comte de Clermont, un des fils de Saint-Louis, y reçut tant de coups de masse

qu'il en perdit l'esprit. Il fallut la mort tragique de
Henri II en 1559, et celle du prince de Bourbon-
Montpensier, l'année suivante, pour apaiser la fureur qu'apportaient dans ces luttes certains combattants. Mais ces fêtes guerrières n'avaient déjà plus
le caractère barbare et sanguinaire des jeux olympiques et des combats de l'amphithéâtre romain.

Des jeux de tournois on passa à ceux des carrousels; c'était déjà un progrès, car il y avait entr'eux cette différence que dans les tournois la lutte
pouvait devenir mortelle, tandis que dans les carrousels elle demeurait toujours inoffensive.

Les Carrousels étaient des espèces d'exhibitions
théâtrales, dans lesquelles figuraient les plus puissants seigneurs et les plus hautes dames de la cour.
On y étalait un luxe inouï. C'était alors le temps de
la Renaissance, où l'étude des lettres grecques et
latines venait de remettre l'Olympe en faveur. Aussi
les allégories mythologiques y devinrent-elles la
grande fureur; on ne vit plus que naïades, faunes,
Orphées et Mercures.

Les grandes fêtes Mythologiques de Louis XIV
sont trop connues, et chacun en a pu lire dans Molière de trop pompeuses descriptions, pour qu'il soit
nécessaire que nous en donnions ici le détail.
L'emplacement où eut lieu la dernière en face

le palais des Tuileries, a reçu le nom de *Place du Carrousel*. En 1828, l'école de Saumur donna une fête de ce genre à la Duchesse de Berry. En 1848 elle en offrit une plus brillante au duc de Nemours et plus près de nous, une qui les surpassa toutes, à l'Empereur Louis-Napoléon.

Mais ce ne sont là que représentations extraordinaires ou accidentelles; les Carrousels ont fait leur temps.

La décadence de la chevalerie entraîna avec elle la décadence de l'art gymnastique. L'esprit ascétique, en inspirant le dédain du corps, fit proscrire tout ce qui pouvait développer la puissance et la beauté physique. La Renaissance et la Réforme opérèrent peut-être une légère réaction; mais il y eut comme une nouvelle explosion de force quand sonna l'heure de la grande Révolution.

La féodalité autocratique ne s'était pas douté qu'en asservissant et en attachant à la terre, cette dure marâtre, les vilains et les manants, ceux-ci devaient puiser, au sein de la forte nourricière, cette vigueur splendide qu'y venaient chercher les premiers romains au retour des champs de bataille.

Or, il arriva ceci, qu'à mesure que le paysan semait son grain dans la terre et devenait colosse, il était de par le monde d'autres semeurs sublimes qui jetaient dans son esprit la semence d'égalité et de liberté, de telle sorte qu'à l'heure voulue, éclata ce phénomène superbe d'hommes asservis qui se redressèrent indépendants et terribles !

Ce fut cette magnifique génération qui fournit, à la République et au premier Empire, ces soldats titans qui ont promené si glorieusement le drapeau de la France autour du monde !

CHAPITRE VII

LA GYMNASTIQUE MODERNE EN FRANCE

CHAPITRE VII

LA GÁMNASTIQUE MODERNE EN FRANCE

L'escrime et le duel. — Les salles d'armes. — Les ouvriers compagnons. — Le bâton ferré aux deux bouts. — La canne. — La lutte. — Les lutteurs d'Arles et de Nîmes. — Les fêtes villageoises. — Les champions célèbres. — Les lutteurs à Paris. — La boxe. — Les boxeurs anglais. — La science de la boxe. — Les exercices utiles. — La natation. — L'hydrotérapie. — La Gymnastique de chambre. — Les Gymnases. — Qualités purement phsichyques développées par les exercices du corps.

Après le grand bouleversement social et les luttes héroïques du premier Empire, un calme réparateur s'étendit sur le pays, et les exercices violents n'existèrent plus qu'à l'état de souvenir ou de pâles imitations. La tradition des camps et l'antagonisme des partis maintinrent en honneur l'escrime et le duel, dont on abusa dans le principe; mais depuis longtemps les seconds n'étaient déjà plus que des témoins, et l'usage insensé qui les forçait à prendre une part meurtrière à l'engagement par lequel se vidait une querelle privée, avait disparu de nos mœurs.

On se provoquait encore pour un mot, pour un geste, pour un regard de travers, par susceptibilité, par esprit de corps, par fanfaronnade, mais on n'apportait sur le terrain ni haine, ni colère, et le premier sang devait suffire à laver une offense illusoire.

Cependant la perspective constante d'une affaire à tous propos et sans propos maintenait la fréquentation des salles d'armes, et la pratique quotidienne de l'assaut donnait aux nouvelles générations des habitudes de vigueur et de courtoisie, par lesquelles s'est perpétué le caractère chevaleresque de la nation.

Le compagnonage s'est montré plus récalcitrant à l'adoucissement de nos mœurs; il a longtemps conservé, dans toute sa brutalité, le jeu de la longue canne et du bâton ferré aux deux bouts. Les associations d'ouvriers fondées pour lutter contre le monopole, se montrèrent plus exclusives et plus intraitables que les corporations qu'elles voulaient détruire, et la rencontre entre les compagnons des différents états donna lieu à des rixes terribles et souvent mortelles, jusqu'au jour où le port de ces armes redoutables fut absolument interdit. D'ailleurs, les compagnons ne voyagent plus qu'en chemin de fer et n'ont plus le prétexte de se disputer le pas sur les grandes routes.

On n'apprend aujourd'hui le maniement de la canne qu'au point de vue de la défense personnelle, et beaucoup plus encore au point de vue de l'exercice que détermine l'étude de cet art, qui est amusant et salutaire.

La lutte corps à corps, soumise à de certaines règles, s'est conservée dans quelques provinces, notamment en Bretagne et dans le Bas-Languedoc, où elle est de tradition romaine; mais, bien que les populations locales apportent à ces divertissements l'animation et les démonstrations bruyantes qui sont comme l'essence de leur tempérament, il ne faut pas s'attendre à retrouver, dans les conditions actuelles de ce spectacle, les émotions et surtout les proportions des jeux olympiques.

Au quinzième siècle, on vit encore les consuls de la bonne ville de Nîmes présider en chaperon aux luttes publiques et décerner au vainqueur une pièce de drap vert. Aujourd'hui, des entrepreneurs organisent, à leurs risques et périls, des représentations assez suivies pour lesquelles on leur livre l'Amphithéâtre des arènes, pouvant contenir environ vingt mille personnes.

Un prix d'une centaine de francs est offert à celui des lutteurs inscrits qui parvient, sans fraude, à renverser l'un après l'autre deux ou trois concurrents, de façon à leur faire toucher la terre des deux épaules à la fois.

L'accomplissement de cette condition expresse donne lieu aux contestations les plus violentes, et les juges du camp ont fort à faire pour décider en dernier ressort, au bruit des clameurs et des protestations qui se croisent.

Dans les fêtes de village, des prix sont votés par le conseil municipal; ils consistent ordinairement en une montre ou un gobelet d'argent.

Chaque commune un peu importante a son champion, qu'elle produit et escorte avec un orgueil fanatique.

L'arène est un espace réservé sur le champ de foire et entouré de charrettes et de tonneaux, sur lesquels la population se groupe dans les attitudes les plus pittoresques, suivant, avec toute l'anxiété de l'amour-propre de clocher, les péripéties de la lutte.

Le tambourin et le hautbois annoncent le tournoi, en saluent l'issue, puis vainqueurs et vaincus s'en retournent chacun chez eux, avec leur fidèle cortége.

Nous avons assisté à quelques-uns de ces assauts et nous avouons qu'il nous ont extrémement intéressé; les lutteurs du midi sont pour la plupart sveltes, nerveux, souples et forts comme des panthères, rusés et adroits comme des renards.

La lutte est, de tous les exercices, à coup sûr le plus violent. Eh bien! ces hommes arrivent, par la pratique, à lutter pendant des heures entières sans paraître seulement essoufflés.

Il y a des champions célèbres qui, pendant de longues années, ont défié tout venant dans les arènes de Nîmes et d'Arles. Ils ont fait école, ils enseignaient les éléments de leur art et ont laissé des élèves distingués.

Paris a vu à l'œuvre quelques-uns des types de ces modernes athlètes; et nous avons pu constater que si l'entraînement professionnel ne les avait pas dotés d'une élégance de formes pour laquelle les dispositions naturelles leur manquaient absolument, elle développait du moins chez eux une force musculaire donnant une haute idée de ce régime.

Nous devons aussi mentionner pour mémoire la boxe, que des tentatives isolées n'ont pu réussir à acclimater en France.

Les boxeurs anglais sont des hommes qui font

métier de se battre à coups de poing pour de l'argent, et souvent jusqu'à ce que mort s'en suive. Ces combats passionnent l'aristocratie autant que le peuple et des paris considérables s'engagent sur les champions des partis rivaux.

Un boxeur convenablement entraîné reçoit, sans sourciller, des chocs qui ébranleraient un bœuf et rend coup pour coup, jusqu'à ce qu'il succombe ou qu'il soit assommé.

Ce jeu barbare, réprouvé par la morale et par tous les sentiments d'humanité, n'aura jamais droit de cité parmi nous et doit même être rayé du programme des fêtes de tout pays civilisé, ainsi que les courses de taureaux et les amusements féroces où la vie de l'homme est exposée pour le plaisir de son semblable.

En tant qu'exercice du corps, la boxe, telle qu'elle est enseignée, par exemple, chez notre ancien professeur et ami Lecour, constitue une gymnastique excellente; elle est de plus la première et la plus naturelle des défenses personnelles.

Des diverses combinaisons successivement adoptées pour activer les forces vitales, et maintenir le corps dans l'état le plus satisfaisant d'équilibre et de vigueur physique, nous ne devrons admettre et con-

server que celles dont la pratique est de nature à
fortifier en même temps le cœur et à nous rendre
aptes aux actes de courage, de dévouement et de fermeté que l'honneur inspire et que le devoir com-
mande.

La natation a, par excellence, ce caractère d'utilité
et d'agrément.

Presque tous les animaux nagent naturellement.
L'homme possède aussi la même faculté, mais ce
qui trop souvent la paralyse en lui, c'est la conscience
et la peur du danger; il faut qu'il apprenne peu à
peu à se familiariser avec l'eau, pour exécuter avec
confiance la combinaison des mouvements musculaires qui lui permettent de se mouvoir avec aisance
dans un milieu liquide.

Aucun exercice n'est plus salutaire et ne peut, à
un moment donné, rendre plus de services à celui
qui l'applique à son salut ou celui de son semblable.
Ne devrait-on pas savoir nager avant même d'apprendre à lire; et, bien que personne ne conteste
l'importance de cette faculté, combien n'y a-t-il
pas de parents qui, voyant leur enfant en péril,
n'ont d'autre ressource que de mourir avec lui ou
d'implorer un secours étranger qui n'arrive souvent
que trop tard.

La vogue des bains de mer et de rivière, et l'ha-

bitude qui se généralise des ablutions froides à
grande eau, tendent à corriger cette imprévoyance ;
l'hydrotérapie en chambre ou dans les établissements spéciaux, est un acheminement à la natation et
dès que la spéculation, qui est à l'affût de tout ce qui
peut augmenter le bien-être des citadins aura créé,
ce qui ne peut tarder, des piscines d'hiver, tout le
monde nagera de gré ou de force, l'occasion faisant.... le nageur ; de même que la gymnastique de
chambre, qui commence à être adoptée un peu
partout, amènera naturellement la fréquentation
régulière des grands Gymnases, où se trouveront
réunis et classés méthodiquement, tous les appareils
pouvant concourir au développement de nos facultés
physiques, inséparables, comme nous l'avons démontré, de l'épanouissement de nos facultés morales.

Ainsi tant est rapide la pente du progrès vers le
bien, qu'en débutant timidement par une potée d'eau,
administrée le matin par un procédé plus ou moins
ingénieux et un exercice quelconque, pour rétablir
et stimuler la circulation, on arrive insensiblement à
l'immersion quotidienne et à l'usage régulier du tra-
pèze, des altères, de l'escrime, du combat sans arme,
de la course à pied et de tous les exercices gradués
qui entretiennent la santé, réparent les forces et
préservent de la plupart des infirmités humaines,

Et c'est dans cette pensée que nous avons réuni dans notre établissement de la Rue des Martyrs l'escrime, la boxe, la canne, aux exercices gymnastiques proprement dits, et que nous y avons ajouté des salles d'hydrotérapie, avec tous leurs accessoires.

Le jour où chacun fera seulement, trois fois par semaine, une heure d'exercices suivis et méthodiquement gradués, le jour où les gymnases seront aussi fréquentés que les cafés des Boulevards, nous l'affirmons hardiment, ce jour-là, on ne verra plus de jeunesse efféminée, plus d'imaginations maladives, plus d'hommes débiles, plus de vieillards précoces et partant plus d'enfants chétifs; plus d'obésité, plus d'énervement, plus d'ennui, mais une population saine, alerte, énergique, brave, adroite et leste; ayant l'activité, l'ardeur, l'entrain, la bonne humeur et la bienveillance, qui assurent une constitution bien équilibrée, la confiance en soi-même et la pleine satisfaction donnée au jeu de tous les organes.

CHAPITRE VIII

CONCLUSION

Les lecteurs que cette rapide étude de l'art gymnastique aura intéressés, et qui nous auront suivi avec bienveillance jusqu'à ce dernier chapitre, concluront certainement dans le même sens que nous allons le faire nous-même.

Tout le secret de la santé de l'âme et du corps se peut résumer dans ce mot : EXERCICE.

Qui s'exerce dans la lecture et la méditation, développe ses facultés mentales; qui s'exerce dans les fortes épreuves de la gymnastique, développe ses facultés physiques. L'un et l'autre exercice sont rigoureusement rivés ensemble, et ne sauraient être pratiqués séparément par quiconque est désireux de faire progresser en même temps vers la perfection l'âme et le corps.

Personne n'a, plus chaleureusement que nous, applaudi aux généreuses tentatives faites dans ces derniers temps par quelques philosophes humanitaires, pour que l'instruction fût abondamment départie à tous ceux qui portent le nom de Français. C'est bien là la plus noble tâche que puissent accomplir ceux qui ont charge d'âmes. Serait-ce une prétention de notre part de revendiquer l'honneur de venir en aide à cette expansion du mouvement intellectuel, en offrant au bon grain qui va si luxurieusement tomber de tous côtés, le fertile assolement de cerveaux puissants et de corps sains et bien constitués?

Pénétré de cette idée, que nous pouvions être utile à nos semblables, nous nous sommes résolûment mis en tête de réaliser, en théorie et en pratique, l'œuvre d'une régénération physique chez tous ceux que l'énervement des plaisirs et de la paresse, ou l'absorption d'une vie trop active en travaux sédentaires a rendus faibles, étiolés ou maladifs.

Aux premiers, nous avons voulu donner la possibilité de reconquérir dans la vie sociale la place qu'ils perdent chaque jour en abâtardissant dans l'inaction, les nobles facultés de l'intelligence.

Aux seconds, que des travaux plus honorables excusent de leur indolence à exercer le corps, nous offrons le délassement salutaire, qui leur permettra de reprendre avec plus d'énergie et de poursuivre plus longtemps, les pénibles labeurs des conceptions artistiques ou industrielles.

Il est surtout un appel que nous ne saurions assez répéter et qui s'adresse aux pères et mères de famille.

C'est cette jeune génération, qui s'ébat pour l'instant sur le sable et le gazon de nos jardins publics, qu'il s'agit de sauver de l'étisie et du rachitisme.

Dotons l'avenir d'hommes alertes et forts.

Nous venons de dire que notre œuvre était doublement théorique et pratique. C'est la vérité.

La théorie, nous vous l'avons soumise.

C'est ce livre.

Mais nous n'avons point voulu jeter seulement quelques paroles vaines que le vent, après tout, pourrait bien emporter.

Nous avons mieux fait que de dire :

Il faut des gymnases.

Le Gymnase vient d'être créé par nous.

Au centre de Paris s'élève, à l'heure où s'imprime ce volume, le plus vaste édifice de ce genre qui aura jamais existé dans la capitale.

On comprendra la réserve qui nous empêche de décrire longuement et dans tous ses détails cet établissement dont nous sommes fondateur.

Qu'il suffise à nos lecteurs de savoir que toutes les diverses branches de l'art gymnastique y seront enseignées.

Telle est notre manière de comprendre le devoir de celui qui, par le livre, le journal ou la tribune, dit à ses semblables :

Agissez!

Nous agissons.

Nous persistons à soutenir qu'il existe une corrélation intime entre l'équilibre des forces physiques et celui des forces intellectuelles. Notre conviction sur ce point est inébranlable, et nous voudrions la faire passer dans l'esprit de tous ceux qui nous liront.

L'intelligence, qui est reine de la matière, ne saurait être asservie par elle, et, pour cela, il faut que celle-ci soit châtiée, domptée, volatilisée pour ainsi dire, de sorte que la pesanteur, la bestialité des appétits, les brutales convoitises n'exercent point sur nos âmes leur tyrannique empire.

Imaginez un oiseau des grandes forêts subitement

enfermé dans une cage étroite et sombre, où n'entrent jamais ni un souffle d'air pur ni un rayon de soleil : Le pauvre prisonnier, dans l'horreur de sa captivité, affolé, éperdu, ne pouvant librement déployer ses ailes, vaincu par la nuit, après s'être heurté contre les barreaux qui l'emprisonnent, mourra triste et allangui, dans la nostalgie des arbres verts et du ciel bleu où son chant montait librement!

Ainsi de l'âme, cette exilée des mondes infinis, cette prisonnière impatiente qui se vient heurter à toutes les parois de notre cerveau et qui bondit à chaque pulsation du cœur!

Si nous ne voulons pas qu'elle s'atrophie et qu'elle soit étouffée par l'inertie et la lourdeur de son enveloppe charnelle, assouplissons la matière qui l'étreint, allégeons sa captivité, de façon qu'elle ait encore assez d'espace et de liberté pour chanter dans sa cage les hymnes de science, de beauté et d'idéales contemplations!

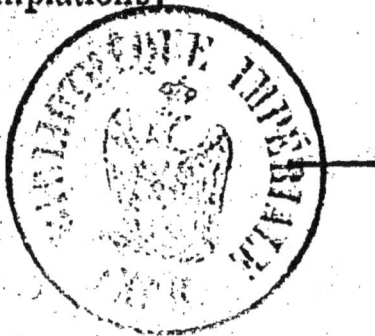

8

GRAND GYMNASE

Rue des Martyrs, 40.

GYMNASTIQUE, HYDROTÉRAPIE, ESCRIME BOXE ET CANNE

Ouverture le 18 Octobre 1868

PRIX DES LEÇONS DE GYMNASTIQUE

HOMMES

Trois fois par semaine.		*Tous les jours.*	
Un mois	25 fr.	Un mois	40 fr.
Six mois	130	Six mois	200
Un an	240	Un an	350

Mêmes prix pour les leçons d'escrime ou de canne et de boxe.

ABONNEMENT A TOUS LES EXERCICES

Un mois.	50 fr.
Six mois.	250
Un an.	450

Les douches hydrotérapiques, frictions, massage, etc., qui suivent la leçon, sont compris dans les prix ci-dessus.

PRIX DES LEÇONS DE GYMNASTIQUE

DAMES

Trois fois par semaine.		*Tous les jours.*	
Un mois	40 fr.	Un mois	60 fr.
Six mois	200	Six mois	300
Un an	360	Un an	500

PETITES FILLES

Trois fois par semaine.		*Tous les jours.*	
Un mois	25 fr.	Un mois	40 fr.
Six mois	130	Six mois	200
Un an	240	Un an	360

PETITS GARÇONS

Deux fois par semaine.		*Quatre fois par semaine.*	
Un mois.	16 fr.	Un mois.	25 fr.
Six mois.	85	Six mois.	130
Un an.	150	Un an.	240

HYDROTÉRAPIE

Douche d'eau froide, friction et massage.	1 fr.	50
Par dix cachets.	1	25

Bains de cercle, douches verticales, etc.

JOURS ET HEURES DES LEÇONS

HOMMES

Les lundi, mercredi et vendredi.

Le matin à. . . . . 8 h.	Le soir à.	5 h.
Le soir à. . . . . . 3 h. 1/4	Id.	9

Les mardi, jeudi et samedi.

Le matin à . . . . . 9 h.	Le soir à	9 h.
Le soir à 5		

DAMES

Les lundi, mercredi et vendredi.

Le matin à 10 h.

Les mardi, jeudi et samedi.

Le soir à 3 h. 1/2.

PETITES FILLES

Les lundi, mercredi et vendredi.

Le matin à 10 h. 1/2.

Les lundi, mercredi et samedi.

Le soir à 1 h. 1/2.

PETITS GARÇONS

Les dimanches.

Le matin à 10 h.

Les dimanche, mardi, jeudi et samedi.

Le soir à 1 h. 1/2.

TABLE DES MATIÈRES

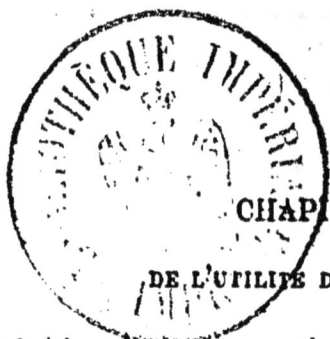

CHAPITRE III

QUELQUES MOTS SUR L'HYDROTÉRAPIE

CHAPITRE IV

LA GYMNASTIQUE CHEZ LES GRECS

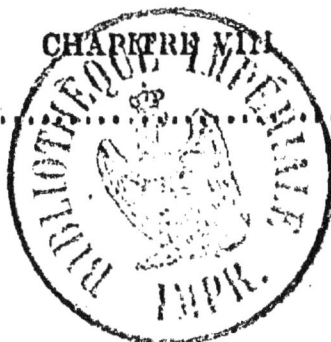

FIN DE LA TABLE DES MATIÈRES.

Coulommiers. — Typographie de A. MOUSSIN.

www.ingramcontent.com/pod-product-compliance
Lightning Source LLC
Chambersburg PA
CBHW062017200326
41519CB00017B/4820